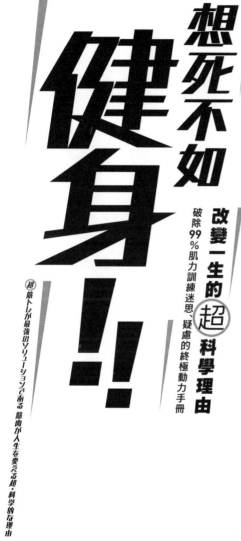

# 想死不如健身!!

## 改變一生的超科學理由

破除99%肌力訓練迷思、疑慮的終極動力手冊

超筋トレが最強のソリューションである 筋肉が人生を変える超・科学的な理由

健身專家
泰史特龍 × 久保孝史
Testosterone　Takafumi Kubo
運動科學研究員

劉格安——譯

# 前言
# 給「光憑意志力也無法跨出第一步」的人

喲！辛苦啦！是我，泰史特龍。廢話不多說，就讓我來簡單自我介紹一下，免得有人不認識我。我叫泰史特龍，是個相信健身可以解決世界上大部分問題，並持續透過書籍或SNS等管道推廣的人。

我最初開始推廣健身的契機，出自於我本身強烈的體驗。高中一年級時，我是個體重一百一十公斤、毫無可取之處的胖子。不過在美國留學期間，我開始接觸重量訓練，從此人生有了一百八十度大轉變。我不僅成功減掉四十公斤，原先那個怠惰的我也隨著贅肉消失不見，取而代之的是肌肉，還有健康的身心、達成目標的動力、競爭心、自尊心等重要的生存能力。為了追求重訓的成果，需要有正確的飲食知識、充足的睡眠，還有能夠支持我進行高強度訓練的規律生活，而正是這些精髓賦予了我一雙翅膀。

回日本後，我發現極度缺乏環境。為了向大眾分享健身的優異效能，我便開始使用推特，也因此有機會出書，我的處女作《肌力訓練最強日本社長：人生99％問題都能靠肌肉和蛋白質解決》成為累計銷售超過十三萬本的暢銷書。從二〇一四年九月六日開始經營的推特，在三年半內突破四十五萬人追蹤。陸續有人回饋說：「開始健身之後，我的人生真的改變了」、「自從我開始去健身房，每天都很快樂。」隨著這樣令人喜悅的反饋愈來愈多，我也更加確信健身可以改變人生。但光是這樣還不夠，必須讓更多人知道健身的價值才行。宣揚健身的好處，讓更多人獲得幸福的人生，就是我的使命。

因此，本書在呈現方式上特別下了功夫。我在前作《肌力訓練最強日本社長：人生99％問題都能靠肌肉和蛋白質解決》與推特上花了很多心思，想辦法用有趣而易懂的方式傳達健身的功效。本書則在此基礎下，嘗試用更有邏輯的方式，依據科學性的證據來針對「為什麼應該健身」這道命題進行說明。對於「光憑意志力無法跨出第一步」的人，或是懷疑「肌力訓練真的有效果嗎？」的人來說，肯定都是可以接受的內容；對於已經開始健身，而且體驗到效果的人來說，知道有科學佐證的話，也能夠更積極地投入訓練才是。

針對理論部分的說明，我請來久保孝史先生幫忙，他目前在早稻田大學研究所運動科學研究科的博士班，研究最新的運動科學。久保先生同時也是一位優秀的肌力與體能認證教練，指導包含日本代表隊選手在內的頂尖運動員。這次我委託久保先生針對訓練理論、運動科學、運動生理學等主題，調查世界各國日新月異的研究論文，並用淺顯易懂的語言從科學根據或機制的角度，解說健身帶給我們的好處。久保先生是一位勤奮認真的研究者，對於模稜兩可的資訊，或是研究方法本身似乎有問題的文獻，都會一一點出問題所在，因此各位可以信任本書所參考的證據。

另一個堪稱本書看點的，就是取材自「實際上因為健身而開拓人生」的人，並根據他們的真實故事繪製而成的漫畫。其中包括因為先天性色覺障礙而被迫中斷警察夢想的年輕人；在意旁人眼光而無法適應學校，於是每天到保健室報到的護理生；性格軟弱且對自己球技缺乏信心的棒球選手；完美主義加上極度強迫症，手不停發抖的醫學系準考生……。我實際採訪遭遇各種困難的他們，請他們分享自己的經驗，而這些鼓起勇氣採取行動，透過健身扭轉命運的故事，能夠帶給讀者感動。雖然在採訪過程中，我很努力想隱藏情緒，但平均一次採訪都讓我哭了三次（笑）。他們的故事，或許比科學證據更能告訴我們「健身的意義」。

我的終極目標，就是向日本國民推廣健身無以計數的功效，並從根本上改善日本。我自己也透過本書的製作過程，再次確認重訓擁有令人難以置信的潛力。不喜歡自己、對工作沒有衝勁、缺乏挑戰的自信、體力每況愈下、看事情總是很負面……，其實只要開始健身，這些問題幾乎都能順利解決。只要健身人口多一人，代表幸福人口又多一人。我始終抱持著這樣的信念，持續投入健身的啟蒙。

相信我，健身就是最強的解決方案。

# CONTENTS

CONTENTS



# 第2章 健身是最強的抗老化之道

# 第3章 想要人見人愛就只能健身

CONTENTS

# 第4章 為什麼工作表現優異的人都在健身？

# 第5章 減肥的人更應該健身的真正理由

CONTENTS

## 第6章 想長命百歲的話，請開始健身



## 第7章 破除健身的誤解與偏見

# 第8章 沒有自信的人就健身吧

CONTENTS

# 第1章
# 為什麼「想死不如健身」是真理

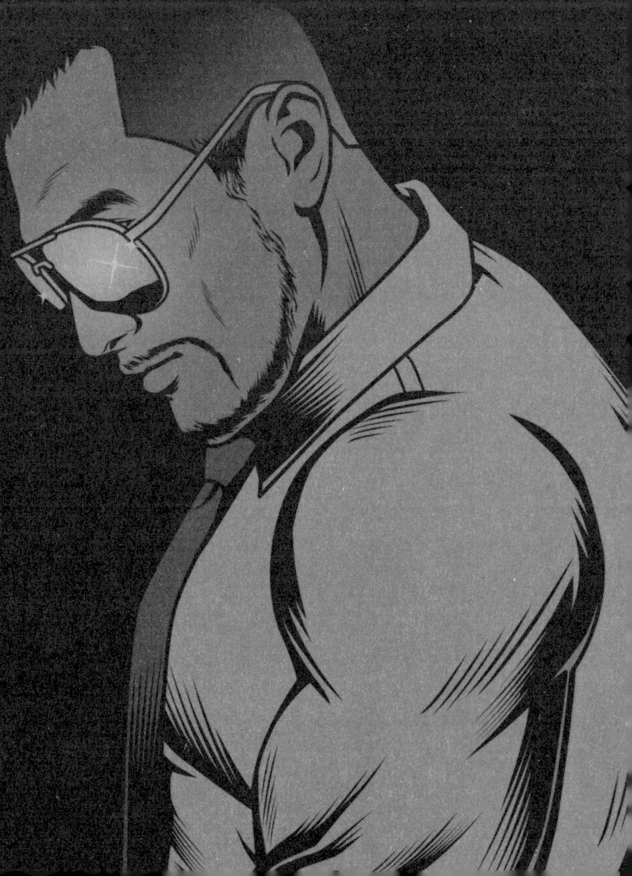

# 想死的話，就殺肌肉吧

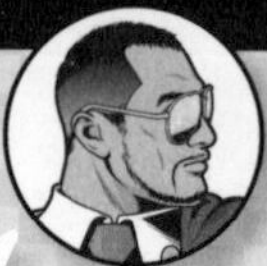

滿腦子想著去死的你！自殺之前先健身殺死肌肉吧！健身這種行為，就是用一股殺死肌肉的氣魄，去做讓你覺得**「這樣下去會死掉」**的事情，好讓肌肉成長壯大！**健身等同於自殺未遂！**不過肌肉會在三天後復活，還變得更強大！個性也會變堅強，從「好想去死」變成「你找死嗎」！

# 這世界很煩？就靠健身反擊

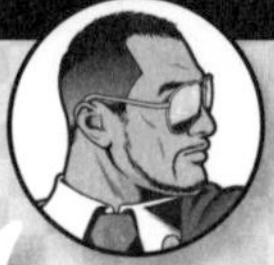

別煩惱，煩惱幾乎解決不了任何問題。也別憂慮，憂慮只是在浪費力氣自尋煩惱，白白給自己壓力而已。**人類這種生物，一閒下來就會開始煩惱擔憂。**煩惱或憂慮來襲時，儘管靠健身反擊吧。只要去做肌力訓練，就沒多餘的心力煩惱憂愁了。

# 一定要愛自己的理由

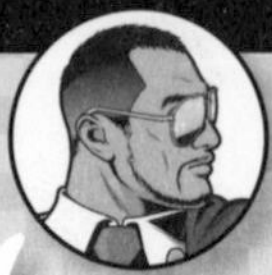

**討厭自己的人，其他任何事情都可以不管，但一定要學會愛上自己。**如果討厭的是上司或父母，那隨時都可以逃避，但你絕對沒辦法逃避自己。這是逃避也解決不了的問題。討厭自己的話，就算其他一切都很完美，也永遠不會快樂。反之，喜歡自己的話，就算其他方面不怎麼樣，還是會活得很開心。

# 切斷手腕，不如切斷肌纖維

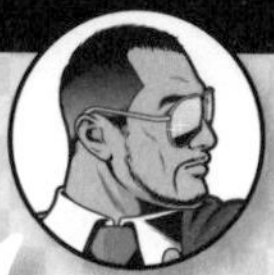

與其切斷手腕，不如用健身來切斷肌纖維！這樣不會留下傷口還可以增加肌肉，並從肌肉痠痛中感受到活著的感覺。此外，導致「割腕成癮」原因之一的血清素，也可以靠健身來促進分泌，**還可以得到別人關心說：「你為什麼要這麼拚命？你還好嗎？」**更可以交到啞鈴這個朋友，保證不吃虧。

# 比起錢或人，信肌肉者更能得永生

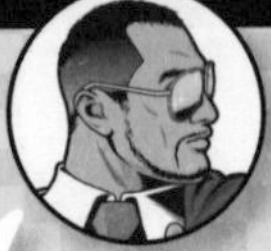

錢與人都會背叛你。這一點肌肉好多了，肌肉不會一夜之間消失，而且就算十年沒有健身，肌肉大幅萎縮，還是能靠肌肉記憶在短期間內復活。**即使你背叛肌肉，停止訓練，肌肉還是會堅決地盼著你說：「我等你唷。」**肌肉是你一輩子的好朋友。

# 自尊心與肌肉有如兄弟

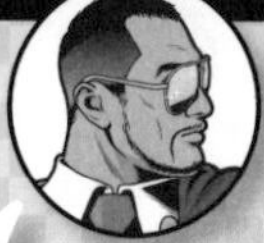

**健身可以鍛鍊肌肉，同時增強自尊心。**

當你發現「原本舉不起的重量，現在舉起來了」、「腹肌慢慢出現了」這些超明顯的成長，自尊心當然會增強，再加上別人稱讚說：「你最近瘦了嗎？」、「身材很好喔」，自尊心更是會加倍提升。自尊心是幸福人生中不可或缺的要素。啊，就是要健身。

# 別人的批評很重要嗎？

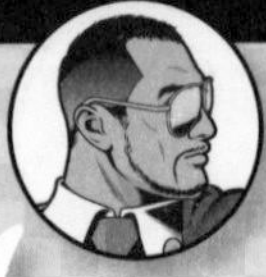

被人批評↓自我評價低落↓自我限制↓不去挑戰，所以不會成長↓自我厭惡↓自尊心崩潰↓人生無趣↓不平不滿抱怨↓周圍吸引到一堆負面的人↓人生看不到希望

太過在意批評，會陷入這樣的地獄輪迴，所以

**不管別人怎麼說你，都要相信這麼優秀的你，是最有價值的。**

# 這輩子絕對不會背叛你的兩個人

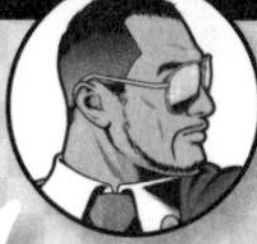

這輩子，有一個人會一直陪伴著你，呵護著你，絕對不會背叛你。那個人就是你自己。別對自己太過嚴厲，不要說什麼「像我這種人」之類貶低自我的話，你至少自己得喜歡自己才行。**對了，啞鈴也會一直陪伴著你，呵護著你，絕對不會背叛你。**

# 精神狀況不佳時的七個有效行動

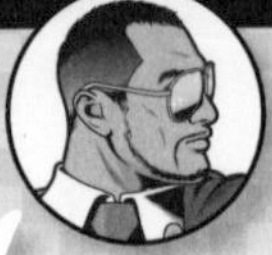

喂！那邊那個精神狀況很差的你！

①定時就寢起床，②睡足七小時，③起床後曬曬太陽，④每日三餐定時吃，⑤睡前兩小時嚴禁強光、手機、電腦，⑥運動（**最好是健身**），⑦多說話（**我常跟啞鈴或肌肉說話**），這樣有助於平衡荷爾蒙與自律神經，大幅修復精神狀況！

# 執筆者介紹

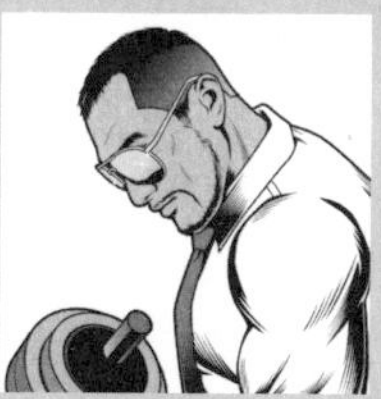

## 泰史特龍

1988年生，學生時期是個重達110公斤的胖子，在美國留學期間接觸肌力訓練，成功瘦下近40公斤。大學時熱衷綜合格鬥技，與當時世界一流的職業選手一起生活，學習到體能訓練與運動營養學的基礎與重要性。人生志業是讓重訓與正確的營養學知識普及日本，現正經營免費的減肥網站「DIET GENIUS」與運動員專用訓練媒體「STRONG GENIUS」。

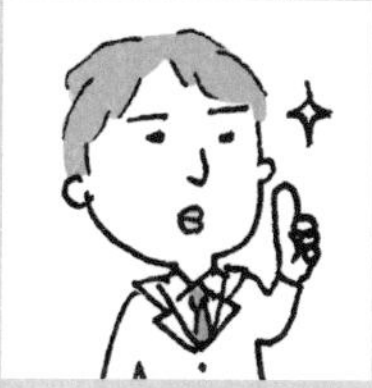

## 久保孝史

運動科學研究者，早稻田大學研究所運動科學研究科博士後期課程在學中，專業領域是體能訓練科學，主要研究體能訓練動作的運動力學特徵。在研究生活之餘也兼任體能訓練教練，指導大學籃球社、健力選手等訓練活動。認同泰史特龍「希望讓更多人知道健身的價值」理念因而參與本企劃。

Q

「想死不如健身」，真的有效嗎？

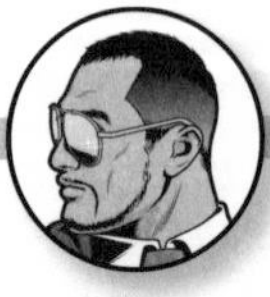

A

健身有益於提升心理健康

——久保先生，請問心情低落的人做訓練會有什麼效果？

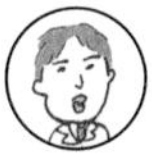

人一旦精神面的健康，也就是心理健康出狀況時，就會出現焦躁感或不安感襲來、自我肯定感低落等症狀。即使不是嚴重的精神疾病患者，仍有可能因為這些症狀持續累積而產生「想死」的情緒。可以的話，最好一一消除焦躁感或不安感的壓力來源，但這並不是一件容易的事。不過**已有許多科學研究證實，健身具有提升心理健康的作用**。

——所以健身有益於提升心理健康是真的囉！

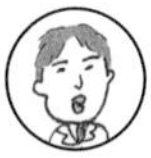

是的，許多研究都指出，健身對於很有可能對心理健康造成負面影響的**「焦躁感」**、**「不安感」**、**「慢性疼痛」**、**「認知功能」**、**「睡眠品質低落」**、**「自尊心低落」**等，都具有正面的效用。

——原理是什麼呢？

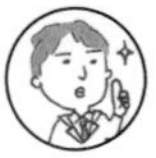

雖然目前還沒有一套確定的學說，但據說可能跟健身會刺激睪固酮或血清素等荷爾蒙分泌有關。

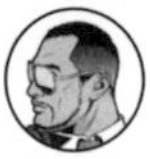

也就是說，只要健身就會世界和平，健身就是一件無與倫比的好事對吧？**我就知道。**好，進入下個主題吧。

請稍安勿躁（笑）。我先從有關焦躁感的研究開始說明。根據二〇一〇年美國O'Connor發表的綜述論文（※彙總或統整以往發表過的研究）指出，許多研究都顯示**健身有可能改善睡眠不足或不健康所誘發的焦躁感**。由於健身能消除睡眠不足或健康問題所引發的不安，所以最終將有助於減輕焦躁感。

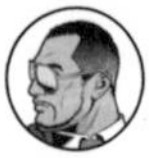

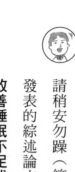

雖然通稱為健身，但鍛鍊小肌肌所需的三大要素：**訓練×飲食管理×睡眠**，應該可以說是關鍵吧。真心想打造出肌肉，就會同時注意飲食與睡眠，調整生活習慣。只要能確

## 能藉由健身而促進分泌的代表性荷爾蒙與其功效 ※存在諸說

### 睪固酮

- ▶ 維持骨骼與肌肉的強度
- ▶ 預防動脈硬化或代謝症候群
- ▶ 提升動力或競爭心　等等

### 血清素

- ▶ 安撫、穩定心情
- ▶ 讓腦部處於最佳的清醒狀態
- ▶ 抑制疼痛　等等

※由於具有多種功效，因此又被稱為「快樂荷爾蒙」

### 多巴胺、β腦內啡、正腎上腺素

- ▶ 激發幸福感、提振精神、讓人感到興奮等等保充足的營養與睡眠，想要不健康也難。**啊，吃雞肉沙拉的時間到了！**

然後還有一個很有趣的結果是，與其用接近自己極限的重量，不如用可以做完一定次數的**中重量訓練，消除焦躁感的效果會比較高**。根據日本Tsutsumi等人（一九九八）所進行的研究，據說在減輕焦躁感上，訓練時使用中重量（1RM的50—60％ ※1RM即一次能舉起的最大重量，以一次最多能舉五十公斤的人來說，中重量相當於二十五到三十公斤）比大重量（1RM的80％ ※以一次最多能舉五十公斤的人來說，就是四十公斤）更為有效。

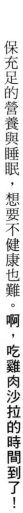

教練，要是我老是覺得不用大重量的話，肌肉會變小，這樣不會受女生歡迎，**內心很焦躁**怎麼辦？

請你先別打岔，讓我把話說完。讓人意外的是，其實早在二十多年前，日本就已經開始研究肌力訓練與焦躁感的關聯了。另一方面，根據 Singh 等人（二〇〇五）的研究，與輕重量相比之下，用大重量訓練的**睡眠品質比較好。**

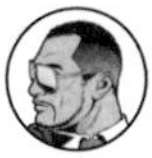

努力做完訓練，然後倒頭大睡，沒有什麼方法比這更能消除壓力了。

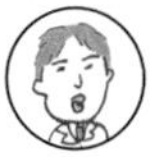

睡眠品質差的話，很有可能導致心理健康失調，而且據說失眠（睡眠時間未滿六小時）也容易導致肥胖。

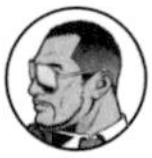

雖然健身也很重要沒錯，但在「整個人病懨懨的」、「意興闌珊」的時候，先好好睡上一覺再說，這是一件很重要的事對吧。睡不著的人只要做大重量的深蹲，就能讓睡眠品質提升，簡直就是完美啊。**健身又替這個世界解決一個問題了。**

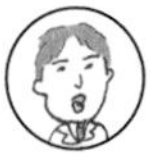

順帶一提，根據 Broocks 等人（一九九八）的研究已知，健走或慢跑等有氧運動也可以消除焦躁感。

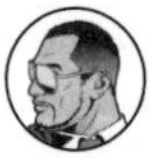

**我就是沒力氣去健身才這麼懊惱！**假如你老是這樣覺得，可以先從健走或輕度的慢跑開始。重要的是開始行動，培養運動的習慣。

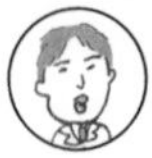

——關於不安感的部分呢？

雖然也有些不同的看法，但許多研究結果都顯示肌力訓練能像消除焦躁感那樣消除不安感。根據Ohira等人的調查（二〇〇六），主要是因為身體組成的改變有益於提高生活品質，而非肌力訓練本身，而且在Hakkinen等人的研究（二〇〇一）中，訓練似乎也對纖維肌痛症（風濕性疾病）的患者發揮效果。

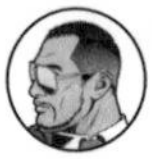

關於已有科學證據的部分，並不表示健身對所有人都有效果。**反之，也不能因為科學的研究結果尚未明確，就斷定健身沒有效果。**在效果因人而異的前提下，最好每個人都能夠找到適合自己的健身活用法。**你問我？我認為健身能解決這世上**

## 九九%的問題。

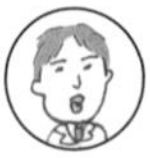

像是慢性疼痛，也就是「長期（三個月左右）持續疼痛的狀態」，也讓許多患者的心理健康受到嚴重影響。引發慢性疼痛的主因包括腰痛、關節炎、纖維肌痛症等等。Hayden等人（二〇〇五）曾經提出，由於肌力訓練能夠改善身體機能，因此對於改善或預防腰痛也是有效果的。美國風濕病學會也推薦肌力訓練是改善風濕性疾病的方法。

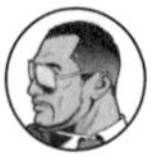

**健身有助於改善腰痛或關節痛**，應該很令人意外吧？一般常見的說法，認為健身會讓疼痛惡化。有腰痛或關節痛困擾的人，不妨鼓起勇氣試著開始訓練。當然，一定要徵詢專家的意見，不能勉強。這裡所說的專家，建議是找熟悉的醫生或物理治療師，而不是健身房的私人教練。一起靠健身來恢復健康的身體吧。**身體不舒服的話，心情也好不起來不是嗎？**「有健康的身體，才有健康的心理」，光是慢性疼痛消失，人生就會快樂許多喔。

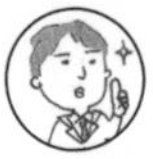

然後健身對於「自尊心」——心理學上常被定義為「自我肯定的態度」——也會發揮絕佳的效果。**在運動科學或心理學領域的論文中，有多達一百一十三篇都指出「肌力訓練能維持或提升自尊心」**。

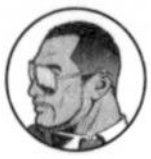

有句話我大概說過一萬遍了，就是**「讓你愛上自己」可以說是健身最大的效果**。姑且不論科學證據如何，單從邏輯上來想，只要你拚命努力，做好自我管理，鍛鍊出理想的身材，舉起原本舉不起來的槓鈴，每天早上起來都能在鏡子裡看見令人自豪的胸肌，還有令所有人都屏息的翹臀，**試問你有什麼理由不愛上自己呢？**我自己也靠著健身成功減肥四十公斤，因而產生莫大的自信。現在只要在工作或私生活中有什麼沮喪的事，我就會去健身，檢視一下自己的肌肉，重新找回「我最愛自己了♡」的心情。

※**編注**　雖然有研究指出健身對於預防或改善憂鬱狀態有一定效果，但並未證明「健身能治療憂鬱症」。若有罹患精神疾病的疑慮，請務必前往身心科就診。

# 實錄漫畫
# CASE1

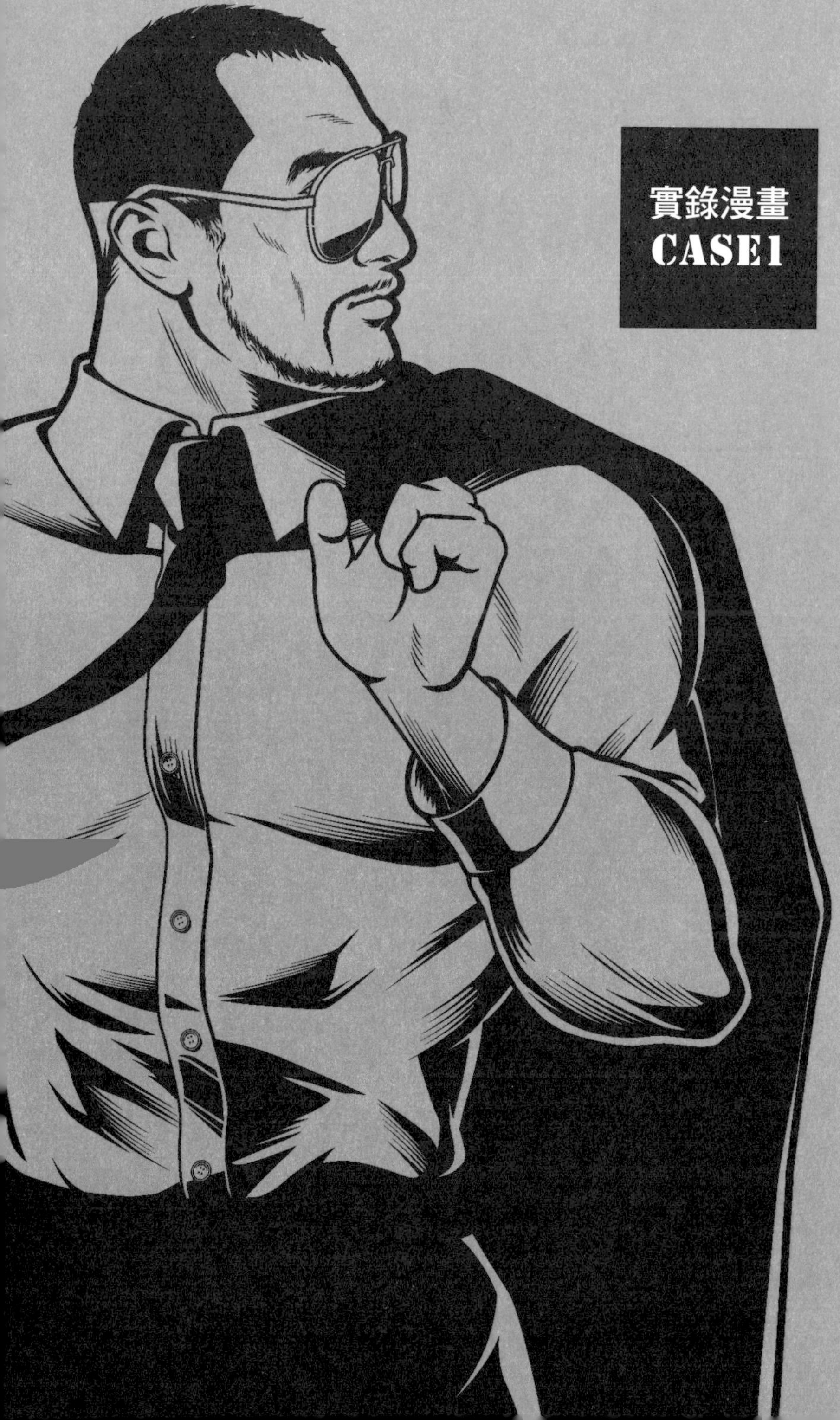

遇到解不出的問題，手就發抖……

與強迫症的長期抗戰

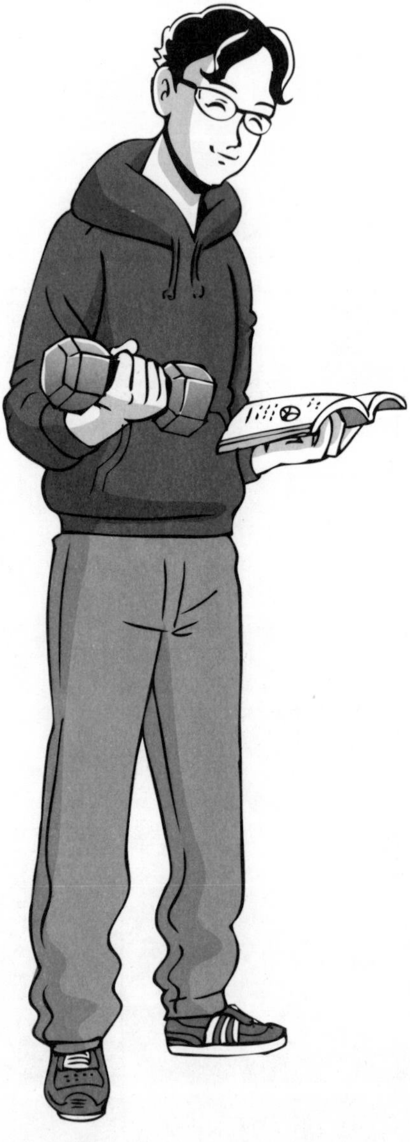

醫學系準考生

秋田真同學的案例

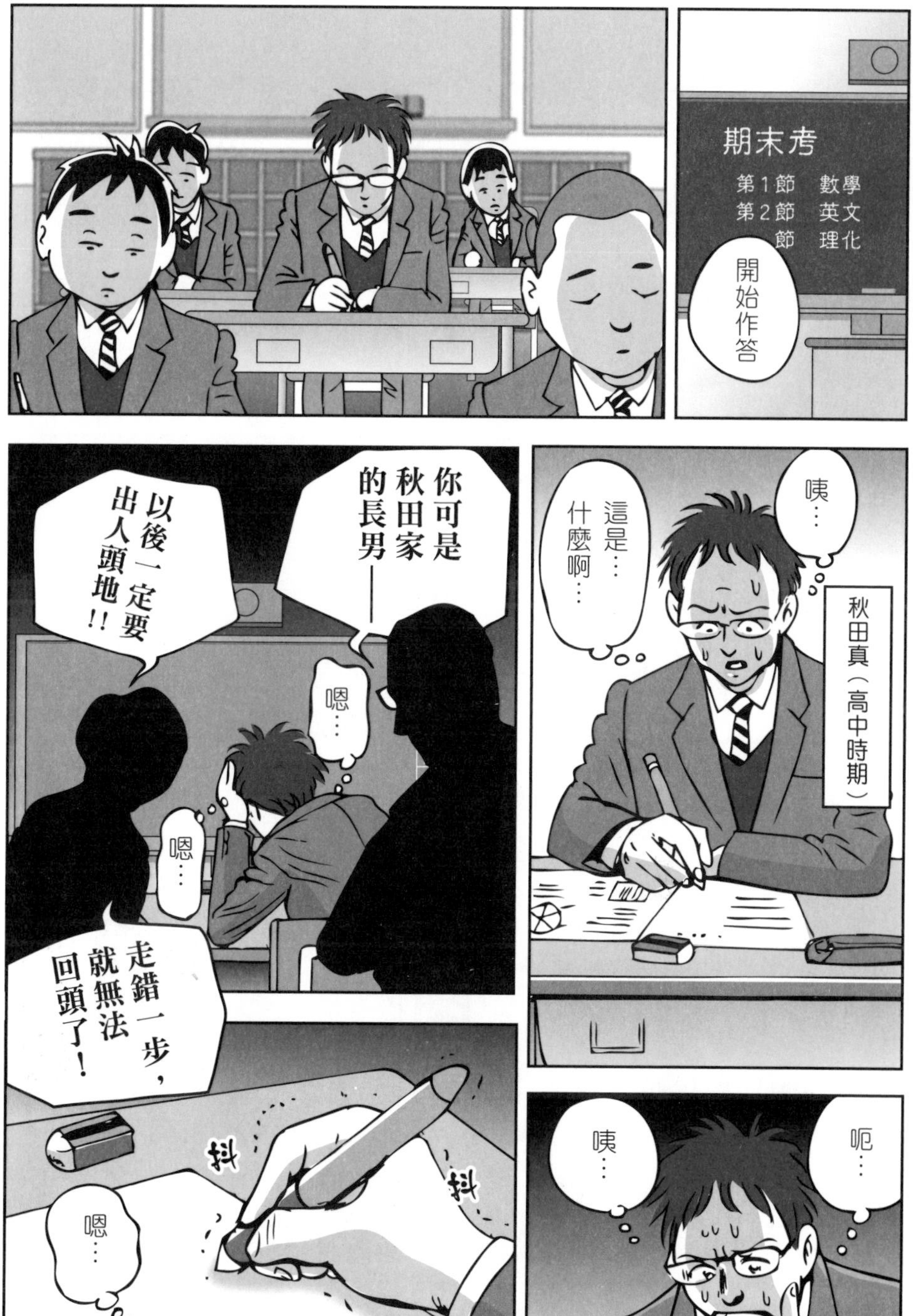

期末考
第1節 數學
第2節 英文
節 理化
開始作答
咦…
這是…什麼啊…
秋田真（高中時期）
你可是秋田家的長男——
以後一定要出人頭地!!
嗯…
嗯…
走錯一步，就無法回頭了!
呃…
咦…
抖
抖
嗯…

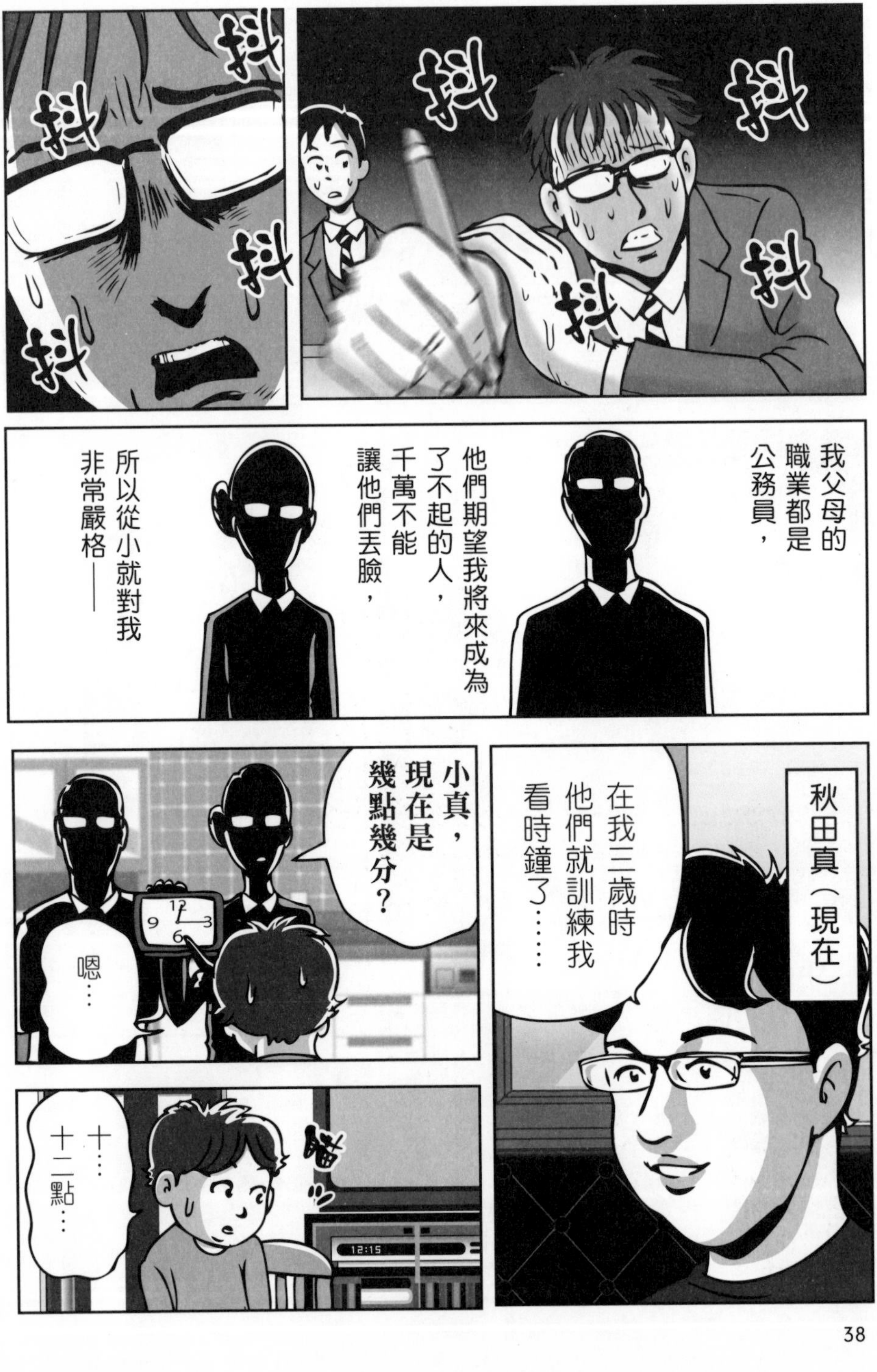
抖
抖
抖
抖
抖
抖
抖
抖
抖
我父母的職業都是公務員，
他們期望我將來成為了不起的人，千萬不能讓他們丟臉，
所以從小就對我非常嚴格——
秋田真（現在）
在我三歲時他們就訓練我看時鐘了……
小真，現在是幾點幾分？
嗯……
瞄
十……十二點……
12:15

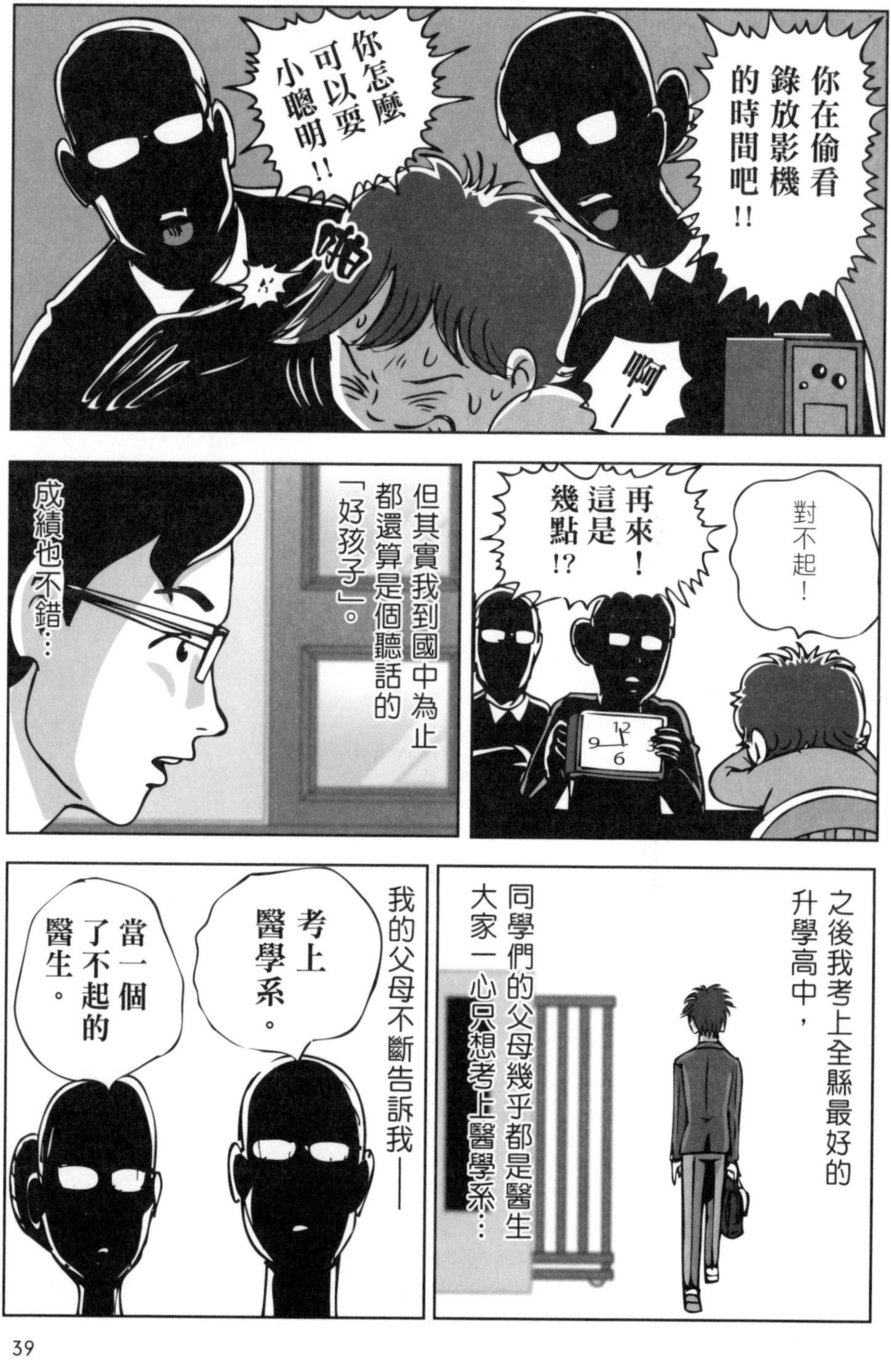
你在偷看錄放影機的時間吧!!
你怎麼可以耍小聰明!!
啪
啊—
對不起!
再來!這是幾點!?
但其實我到國中為止都還算是個聽話的「好孩子」。
成績也不錯…
之後我考上全縣最好的升學高中，
同學們的父母幾乎都是醫生
大家一心只想考上醫學系…
我的父母不斷告訴我——
考上醫學系。
當一個了不起的醫生。

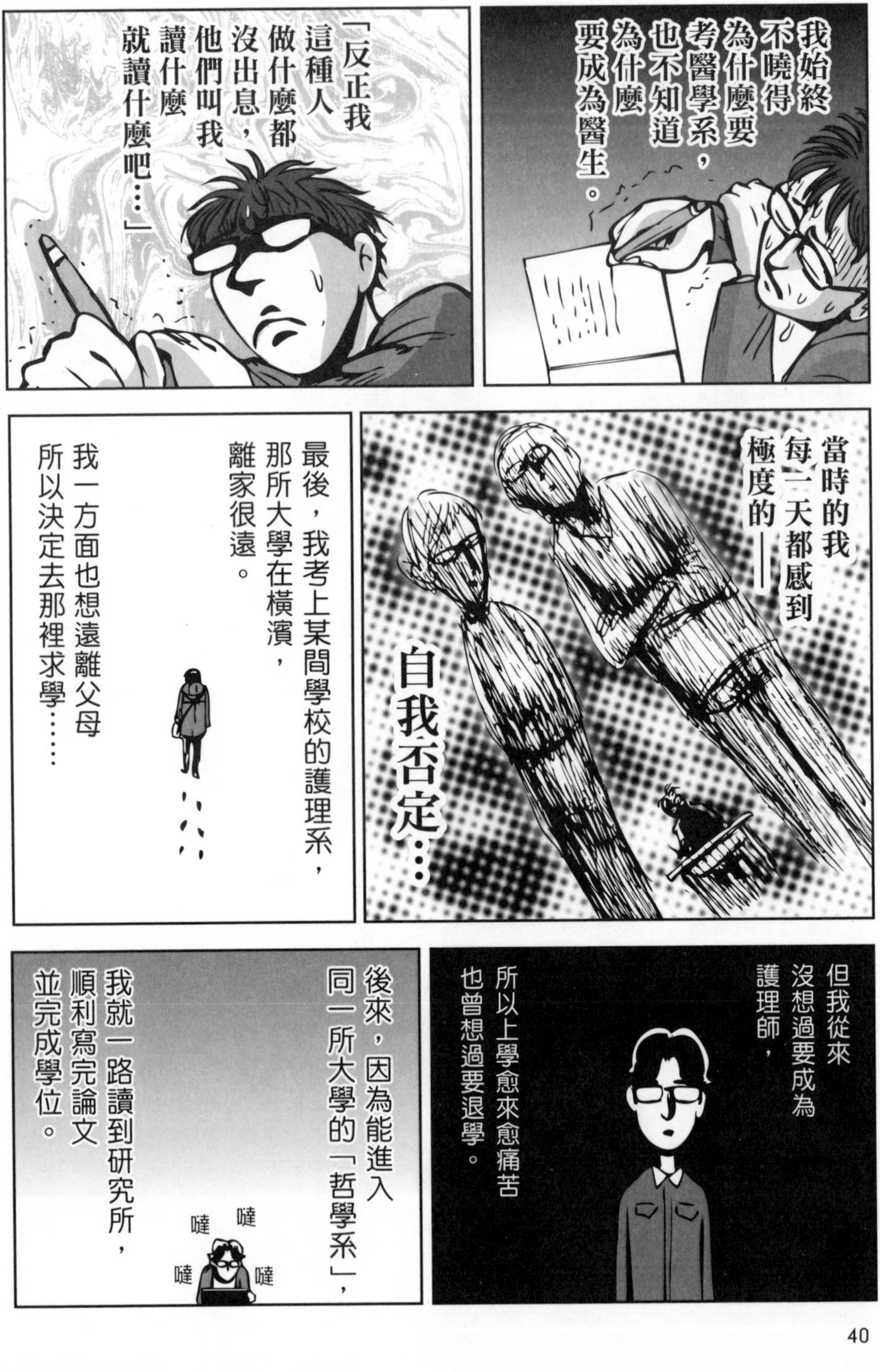
我始終不曉得為什麼要考醫學系，也不知道為什麼要成為醫生。
「反正我這種人做什麼都沒出息，他們叫我讀什麼就讀什麼吧……」
當時的我每一天都感到極度的——
自我否定……
最後，我考上某間學校的護理系，那所大學在橫濱，離家很遠。
我一方面也想遠離父母所以決定去那裡求學……
但我從來沒想過要成為護理師，
所以上學愈來愈痛苦也曾想過要退學。
後來，因為能進入同一所大學的「哲學系」，
我就一路讀到研究所，順利寫完論文並完成學位。
噠 噠 噠 噠

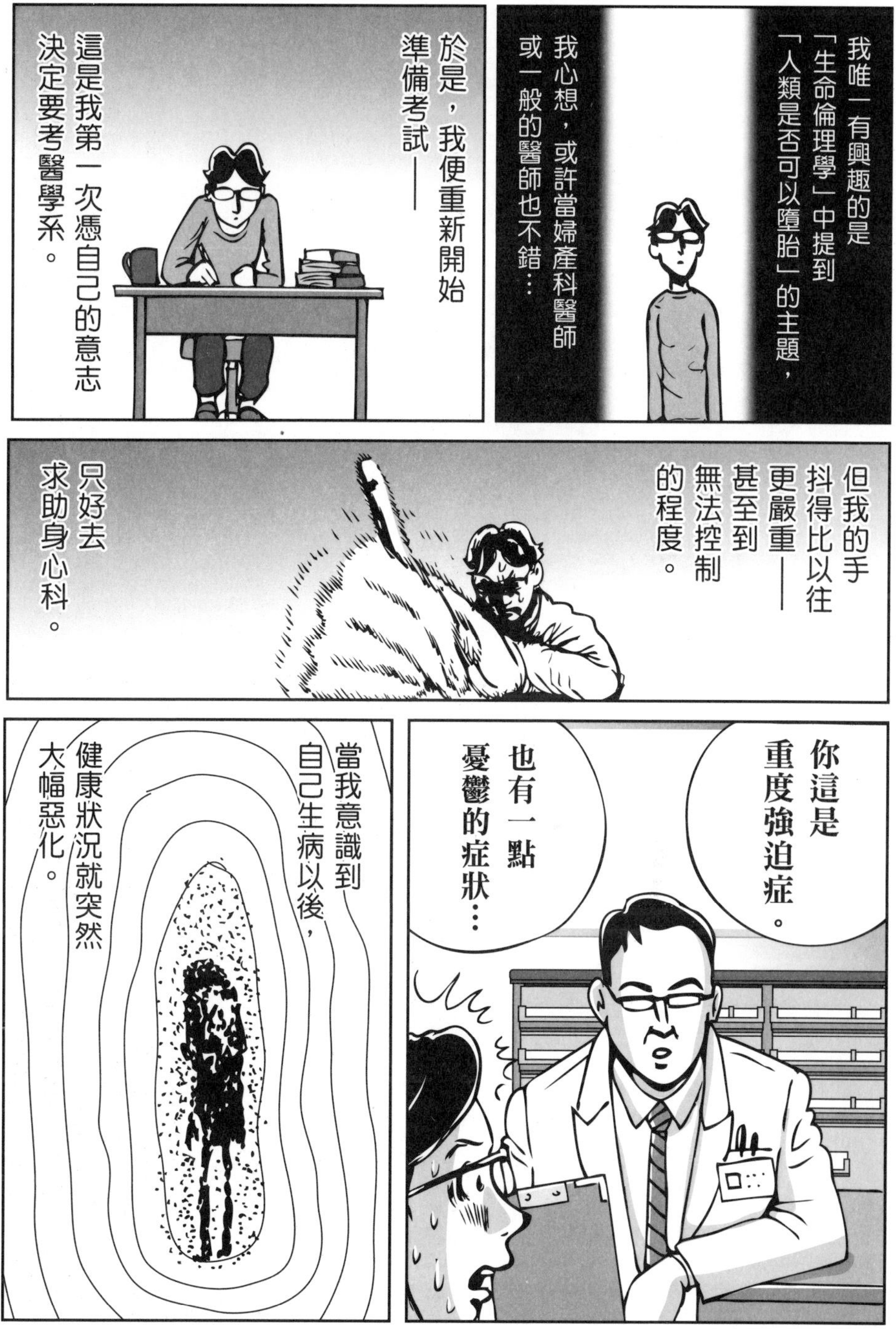
我唯一有興趣的是「生命倫理學」中提到「人類是否可以墮胎」的主題，
我心想，或許當婦產科醫師或一般的醫師也不錯⋯
於是，我便重新開始準備考試——
這是我第一次憑自己的意志決定要考醫學系。
但我的手抖得比以往更嚴重——甚至到無法控制的程度。
只好去求助身心科。
你這是重度強迫症。
也有一點憂鬱的症狀⋯
當我意識到自己生病以後，
健康狀況就突然大幅惡化。

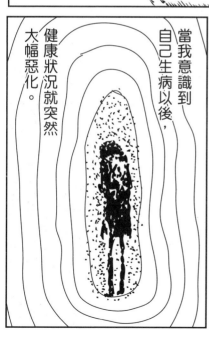

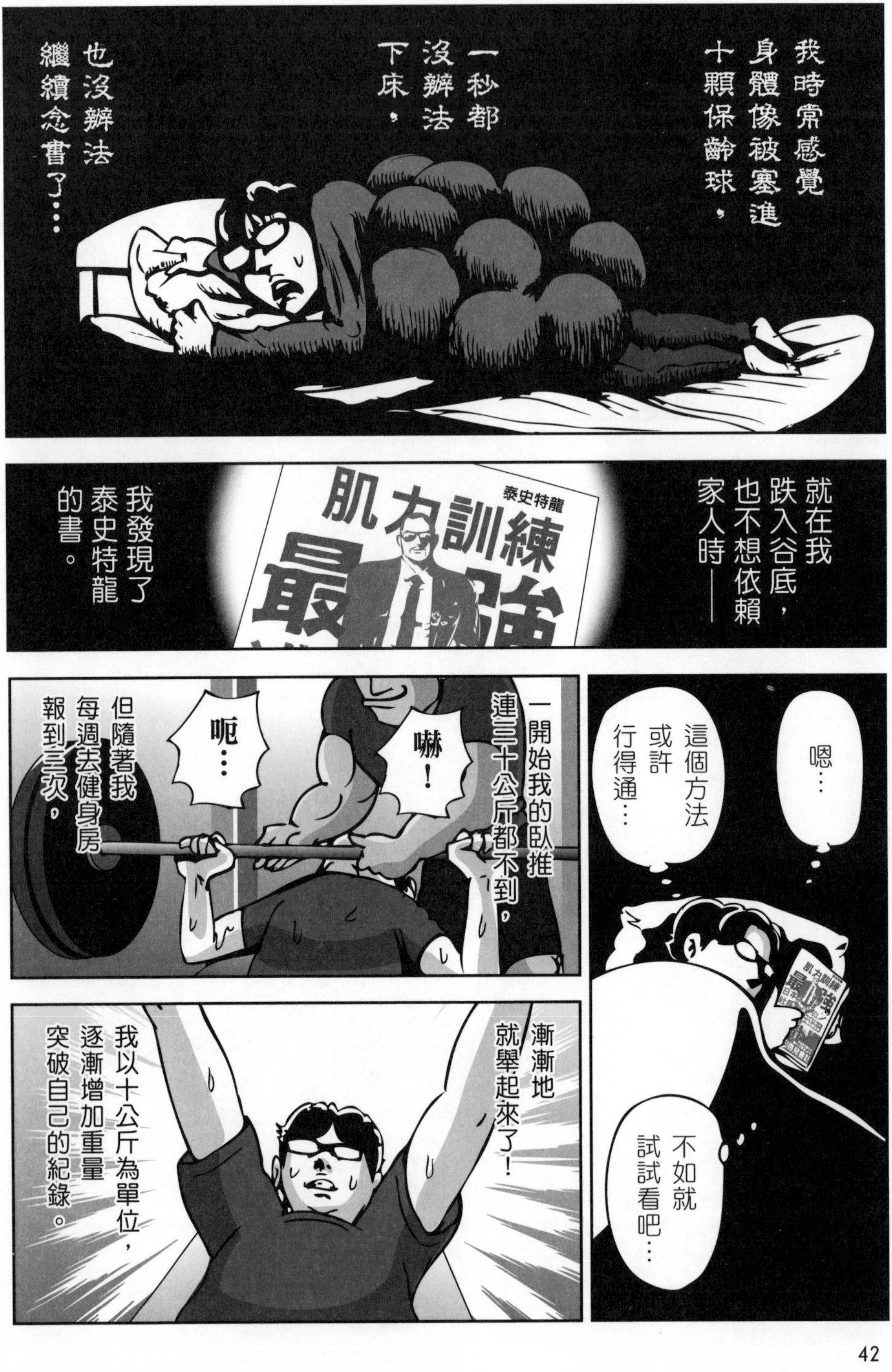
我時常感覺身體像被塞進十顆保齡球，
一秒都沒辦法下床，
也沒辦法繼續念書了……
就在我跌入谷底，也不想依賴家人時——
泰史特龍
肌力訓練
最強
我發現了泰史特龍的書。
嗯……
這個方法或許行得通……
不如就試試看吧……
一開始我的臥推連三十公斤都不到，
嚇！
呃…
但隨著我每週去健身房報到三次，
漸漸地就舉起來了！
我以十公斤為單位，逐漸增加重量突破自己的紀錄。

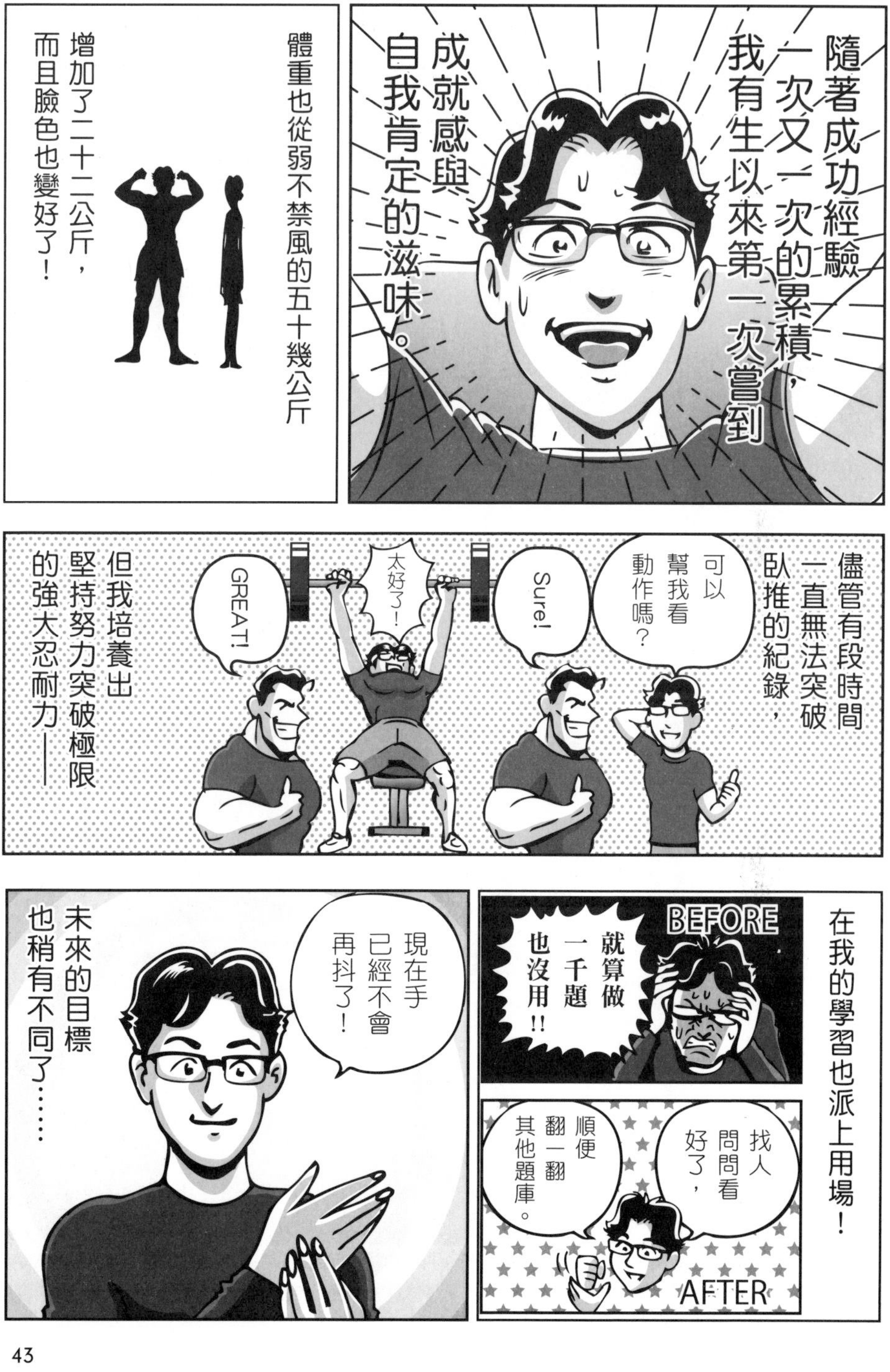
隨著成功經驗
一次又一次的累積，
我有生以來第一次嘗到
成就感與
自我肯定的滋味。
體重也從弱不禁風的五十幾公斤
增加了二十二公斤，
而且臉色也變好了！
儘管有段時間
一直無法突破
臥推的紀錄，
可以幫我看動作嗎？
Sure!
太好了！
GREAT!
但我培養出
堅持努力突破極限
的強大忍耐力——
在我的學習也派上用場！
BEFORE
就算做一千題也沒用!!
找人問問看好了，
順便翻一翻其他題庫。
AFTER
現在手已經不會再抖了！
未來的目標
也稍有不同了……

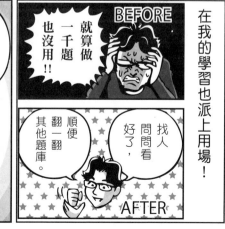

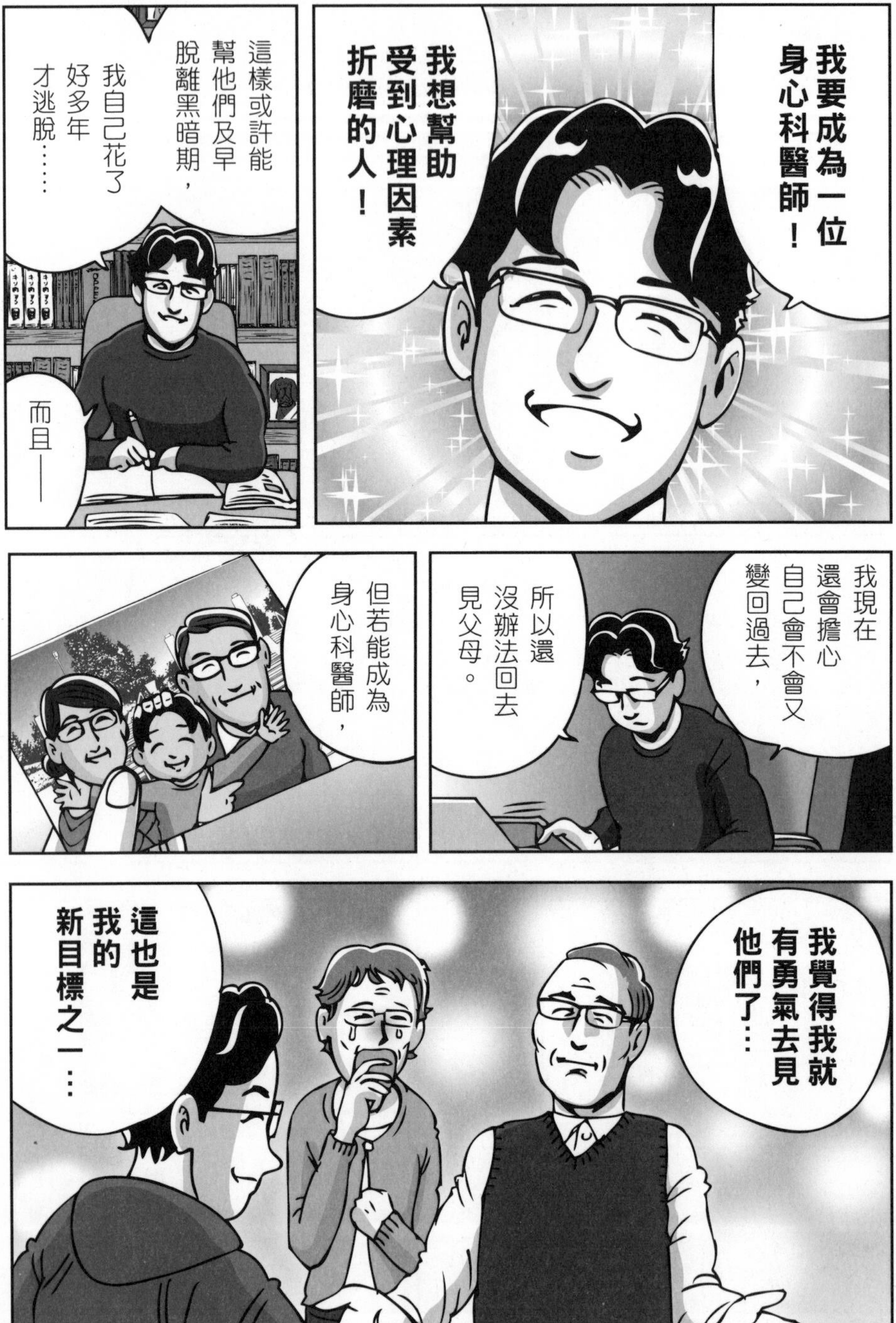
我要成為一位身心科醫師！
我想幫助受到心理因素折磨的人！
這樣或許能幫他們及早脫離黑暗期，
我自己花了好多年才逃脫……
而且——
我現在還會擔心自己會不會又變回過去，
所以還沒辦法回去見父母。
但若能成為身心科醫師，
我覺得我就有勇氣去見他們了……
這也是我的新目標之一……

# 第2章
# 健身是最強的抗老化之道

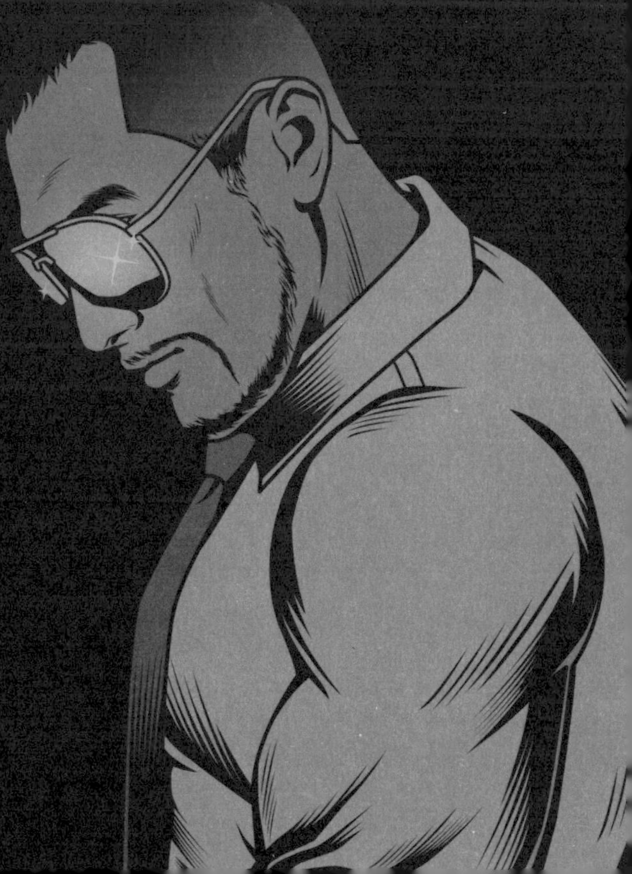

# 所謂「抗老化」的意思就是健身

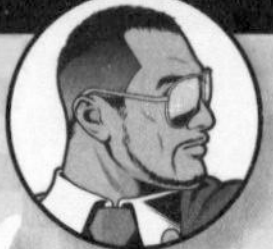

健身能夠促進新陳代謝、讓肌膚變年輕、讓體力超過年輕時期、讓體態與姿勢獲得改善，促進荷爾蒙分泌激發活力，甚至還能恢復性欲，如果這不叫抗老化的話，什麼才叫抗老化？健身才是終極的抗老化之道。**就算把所有抗老化商品集合起來，也敵不過一個健身。**

# 平常多健身，老化一點都不可怕

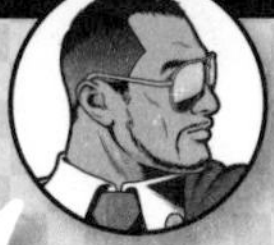

各位女士，健身才是終極的抗老化之道。你害怕老化嗎？二十幾歲是女人的黃金時期？只要健身，這些事情根本無所謂。只要開始健身，再加上高蛋白的飲食生活，即可鍛鍊出逆齡的體態，肌膚也能重返青春，恢復彈性光澤。

**這就是肌肉凌駕於時間之上，所向匹敵的力量。**

# 健身是神奇的返老還童藥

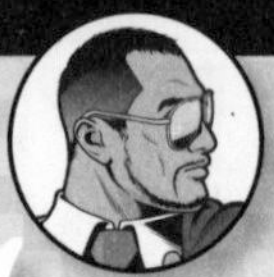

如果有人「成功研發出返老還童藥！可以延長健康壽命！」，那大家不管要付出多少金錢或努力，也會千方百計想拿到手吧？**我說啊，健身就像返老還童藥一樣。**不管幾歲的人，只要開始健身，就能抵抗年齡的增長，讓肉體持續進化，身心皆重返青春。這根本就是小小的魔法嘛。健身，簡直非做不可吧？

# 健身上癮會讓你留下無可取代的禮物

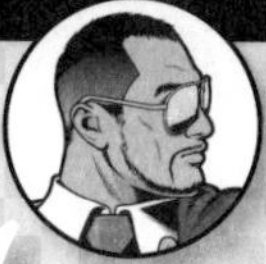

跟酒、香菸、暴飲暴食、購物一樣，健身也有可能上癮，但其他癮往往快樂一時，痛苦一世，健身卻會帥氣地留下美麗健康的肉體，還有美肌、抗老化等多不勝數的禮物，讓你**對「成為最強的自己」上癮**，所以各位要不要試一試健身呢？

# 與其尋找不行動的理由，不如思考如何開始行動

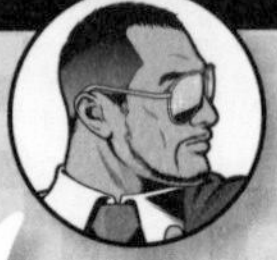

沒時間、沒錢、已經不年輕了……不開始行動的理由沒完沒了。**一旦讓你找到不開始行動的理由就完了。**有那個空閒去思考該不該行動的理由，不如尋找開始行動的理由吧。只要一個行動的理由，就可以勝過無數個不行動的理由。該思考的不是該不該行動，而是要如何開始行動。**開始行動，是唯一的選擇。**唯一的路，就是前進而已。

# 健身宅常保青春活力的理由

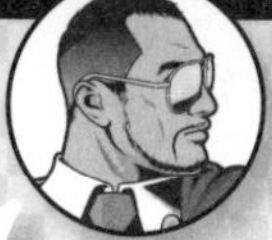

**平時會健身的人之所以常保青春活力，是因為生活習慣的關係。**飲食與睡眠太隨便的話，自律神經或荷爾蒙平衡會失調，導致身體不健康，對肌肉不好。因此，健身宅總是考量營養均衡，也攝取足夠睡眠。追求肌肉的結果，就是養成最佳的生活習慣。**對肌肉好的生活＝對人類好的生活。**條條大路通肌肉。

Q

健身是最強的抗老化之道？

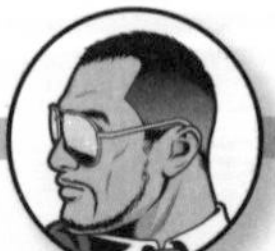

A

健身可以預防老化造成的運動機能衰退或疾病

——健身有抗老化的效果嗎？

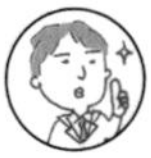

日本抗老化醫學會將抗老化醫學定義為：「干預老化這項生物學上的程序，降低伴隨老化而來的動脈硬化或癌症等老化相關疾病的發病率，以達成健康長壽目標的醫學。」我們先從**健身究竟能不能夠預防伴隨老化而來的疾病**這個觀點來思考好了。

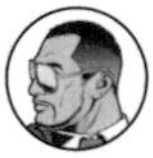

久保，我喜歡那些干預老化這項生物學上的程序，降低伴隨老化而來的臀部下垂或肌肉量減少所造成的訓練量減少等老化相關疾病的發病率，以達成一輩子維持翹臀目標的女性。說喜歡太保守了，**我愛她們。**

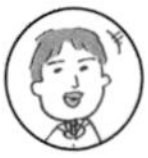

**請你先別打岔，讓我把話說完**。首先，在高齡化日益嚴重的日本，有一種由老化所引發的疾病正逐漸成為社會問題，那就是肌少症（sarcopenia）。所謂的肌少症，就是肌肉量或肌力隨著老化而減少。附帶一提，sarco 在希臘文中是肌肉，penia 是喪失的意思。儘管人類的肌肉量或強度因人而異，但大概都會依循第五十五頁的概念圖發展。一旦活動水平隨著肌少症的惡化降低，很容易發生跌倒骨折等事態。高齡者骨折以後經常會臥床不起，也有可能使失智症進一步惡化。即使沒有發生跌倒等意外，但隨著肌少症的惡化，也有可能引發衰弱（frail）這種虛弱狀態，再下一個階段就需要人照護了。順帶一提，若分析需要照護的原因，比例最高的是腦中風，其次是失智症，第三高的是高齡所引起的衰弱。然後第四是骨折或跌倒，第五是關節疾病。在需要照護的理由中，從第三的一部分到第五為止，**肌肉、關節或骨骼等「運動器官的機能衰退」，加起來竟然占整體約三〇%**（摘自日本厚生勞動省《國民生活基礎調查》二〇一三年版）。試圖對抗這樣的現實時，健身可以發揮很大的效果。

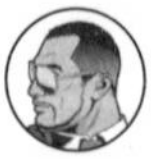

**健身會讓這張折線圖向上走**對吧？肌肉可以扭轉命運對吧？真是浪漫。

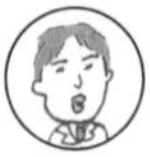

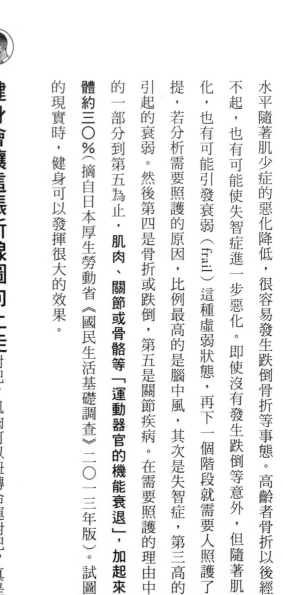

如果你一輩子都沒做過肌力訓練，其實只要進行安全且適當的訓練，肌肉量與肌力說不定有機會超過五年前或十年前的自己。意思就是說，你有可能本來還在溜滑梯的，不知不覺就重新開始爬樓梯了。言歸正傳，總之肌少症就是一種肌肉會減少的現象，因此利

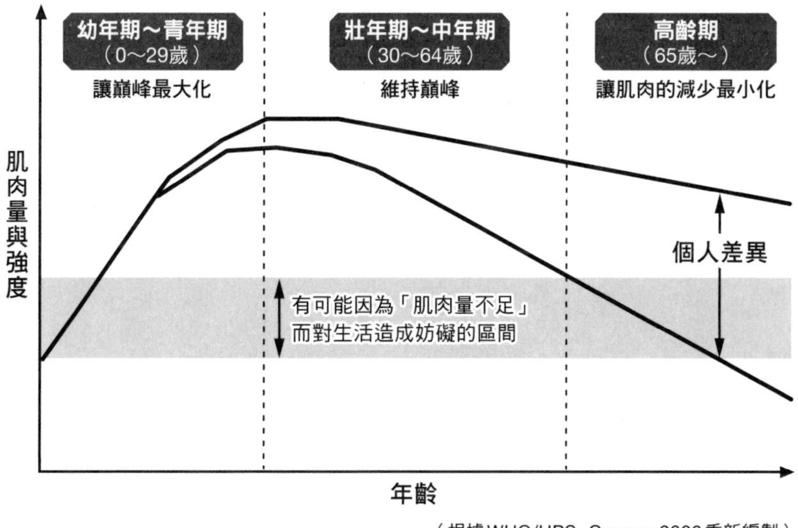


（根據WHO/HPS, Geneva 2000重新編製）

用健身增加肌肉量，可以減緩其惡化。在與移動相關的動作中，有「站立、坐下、起立」等起居動作，與「走路、跑步、上下樓梯」等步行動作，而**伴隨老化發生的起居動作或步行動作等能力的衰退，反映的是腹部肌群（腹直肌、腹內斜肌、腹外斜肌）或大腿前側肌肉的股四頭肌肌力衰退**。因此，以維持或提升這些肌群肌力為目標的訓練將會發揮效用。

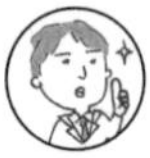

——也就是說，可以靠健身阻斷「老化所造成的肌力衰退→肌少症→失智症等各種疾病」的負面循環對吧！**那上了年紀才開始健身，肌肉量也會增加嗎？**

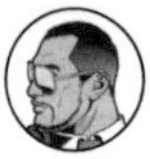

不用擔心，二〇一六年美國Lixandrao等人進行了一項研究，**讓六十歲左右的男女做重量訓練，結果發現這些人在十週內平均增加了七～八％的肌肉量**。即使已經過了成長期、即使年屆花甲，只要健身就能增加肌肉，因此完全不需要因為年齡就放棄。

即使超過六十歲，只要去健身，肌肉就會成長。**健身教會我們，挑戰新事物，永遠不嫌**

晚。很多人常有：「現在還來得及嗎？」或「現在才開始會不會太晚？」的疑慮，這是不是其實內心明明想挑戰，卻用年齡當作藉口呢？想到就馬上行動。**人生最年輕的時候就是現在**。年齡只不過是數字而已，不要讓那種東西限制你的行動。連老人家都能對抗時間的流動讓肌肉成長了，你又有什麼理由做不到呢？

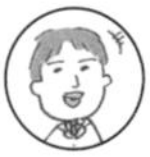

剛才莫名其妙宣示自己愛翹臀的人，突然說出了很帥氣的話喔。現在他一臉臭屁地看著我，我們還是別理他，繼續原來的話題吧。在健身具有抗老化功效這點上，不能忽略的是**對「骨骼」的效果**。其實不只是肌力、肌肉量而已，骨量也會隨著老化而減少，尤其有報告指出，女性在停經前後，促進骨質生成的雌激素（即女性荷爾蒙）分泌量會減少。

——的確，我有聽過中高齡人很容易罹患骨質疏鬆症等疾病。

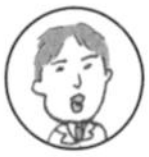

是啊，骨質疏鬆症是一種骨骼強度降低，使人容易骨折的症狀，但這很有可能可以藉由健身來改善。根據二〇一七年刊登在期刊《Bone》上的論文，讓平均年齡四十四歲的男

性做肌力或跳躍訓練（單腳或雙腳跳躍四十到一百次）長達十二個月，結果顯示**「硬化素」（sclerostin）這種阻礙骨質生成的蛋白質會減少，而促進骨質生成的IGF-1（類胰島素生長因子）分泌量反而會增加。**

——意思就是說，只要健身即可促進身體分泌強健骨頭的物質嗎？

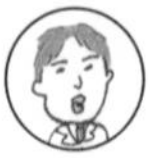

沒錯，而且同一個研究團隊也在報告中指出，若採取中至高強度（1RM的40—80%）訓練，六個月後可以確認脊椎的骨量增加，十二個月後可以確認骨盆的骨量增加。主因之一，據信是由於「骨鈣素」這種促進骨質生成的蛋白質增加所致，而且與跳躍訓練相比之後發現，只有肌力訓練會使骨盆的骨量增加。話說，我建議你把「骨頭」念成「骨骼」，這樣比較有專家的感覺。

——也有人說做健身等運動的話，肌膚的代謝會變正常，皮膚會變漂亮或有益於美容。

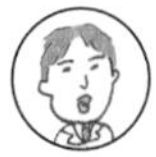

「美容」指的是何種程度可能因人而異，不過在Langberg等人（二〇〇一）的研究中，他們讓二十歲左右的年輕人進行打沙袋訓練等運動，結果據說過了**四週與十一週後，第一型膠原蛋白的代謝（汰舊換新）指標顯著增加**。所謂打沙袋訓練等運動，指的是像過去曾經流行過的軍訓健身（Bootcamp）那種東西。這項研究討論的是人類阿基里斯腱的膠原蛋白，但如果同樣適用於肌膚的話，整個話題就非常有意思了。

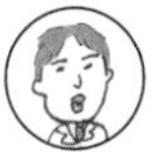

——據說皮膚有七成是由膠原蛋白所構成，其中第一型膠原蛋白更是與皮膚的彈性或強度有關，所以應該很值得期待吧！

此外，健身不僅在身體的部分是抗老化的對策，對於腦同樣有抗老化的效果。其中之一就是維持提升認知功能。認知功能即感知、判斷、決定事物的能力統稱，根據Colcombe等人（二〇〇三）進行的研究已知，比起單純做有氧運動，有氧運動加上肌力訓練對認知功能的效果比較高。除此之外，在Busse等人（二〇〇九）的研究報告中也提到，**高齡者在健身之後，記憶力會有所提升**。

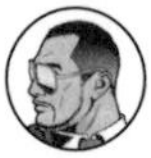

很多人都有體驗過運動完提神醒腦的感覺吧？因為我會每次都有這種感覺，所以我都在工作前健身，工作不順利時也會健身。

——什麼也不做的話，肌肉就會持續衰退，但如果藉由健身維持與強化肌肉，不但可以強化骨骼，預防骨質疏鬆症，也會對腦部也帶來正面的影響對吧？真是一石三鳥啊！

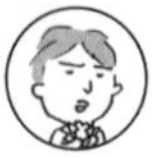

有一件需要注意的事情是，前面我們關注的、談的都是中高齡者，但**年輕人如果不使用肌肉的話，一樣會逐漸衰退**。這叫做廢用性肌肉萎縮，指的是像腳骨折的人取下石膏以後，那隻腳會變細，或是太空人從外太空回來以後，肌肉量減少等現象。即使沒有這麼極端，**運動不足還是會使身體逐漸衰弱**。撇開抗老化等事情不談，我認為還是必須讓更多人知道維持長期運動習慣的重要性。

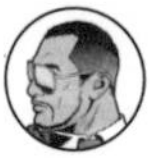

肌肉就像戀人一樣吧。如果不勤勞一點照顧對方、討對方歡心的話，人家很快就會鬧脾

氣走人了。每週健身六次的我，感覺就像每天在約會一樣。**愛你唷肌肉。**

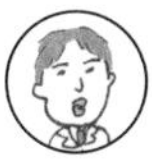

我想大家心裡都知道「運動對身體好」這件事，不過唯有了解其中的原因，養成長期運動習慣，才能夠實現讓更多人都健康長壽的社會吧。

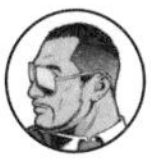

健身能解決九九%的問題！我這樣講並不是在開玩笑。人生中最大的不安因素之一就是健康方面的不安。我想大家看完這一章就能理解，要消除健康方面的不安，健身是最有效率的行為之一。如果想要常保活力健康，謳歌人生到最後一刻的話，就健身吧。**應該沒有人不想這樣的吧？**所以按照我的計算，全日本一起健身的**大健身時代**，很快就要到來了。

# 第3章
# 想要人見人愛就只能健身

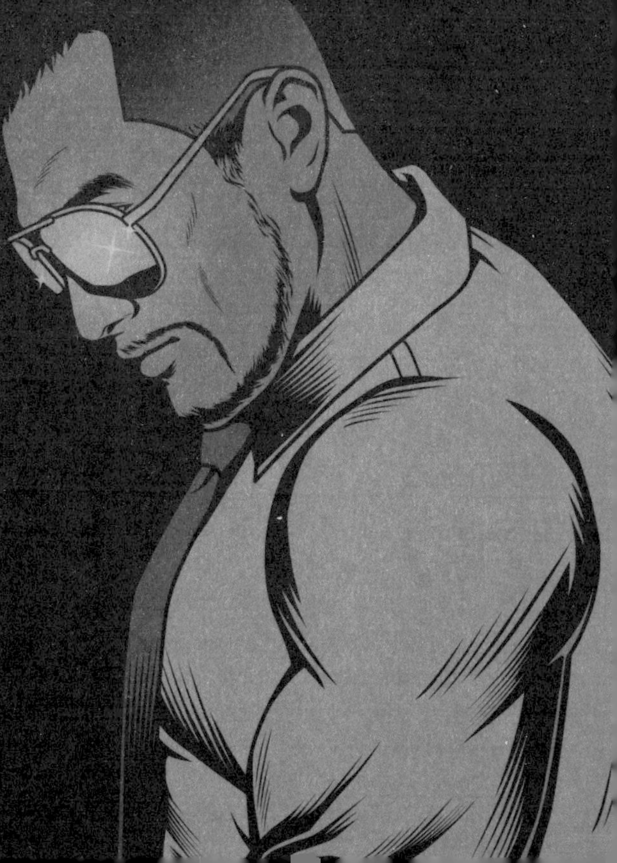

# 想要別人只注重內涵，根本天真過了頭

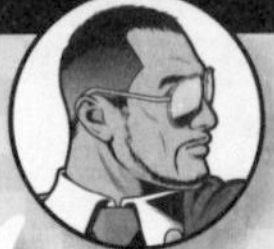

不努力提升外表，只希望別人看見自己的內涵，根本天真過了頭。這樣對別人很失禮。你看見滿是灰塵的商品，難道會覺得「這說不定是個好東西，買買看好了」嗎？大部分的人應該都會心想「瞧不起人嗎？既然不想做生意，那我才不買」吧？聽懂的話，現在就給我去健身。**人品、經歷與頭腦都是看不見的，**

**但肌肉是看得見的。**

# 健身的魅力循環結構

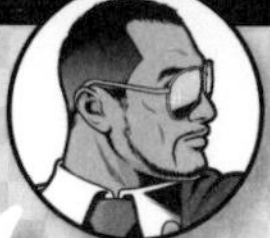

健身↓練出好身材↓喜歡上自己↓肌力提升↓產生自信↓積極接近異性↓受歡迎↓更有自信↓挑戰各種事情↓快速成長↓提高自尊心↓個性變得積極正向↓周圍吸引許多積極正向的人↓最棒的人生

由於會展開這個最棒的循環，因此健身真的能夠改變人生。健身即正義。

# 為了「受歡迎」開始健身，將引領你走向開悟的境地

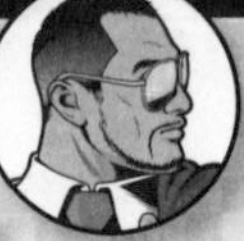

想要受歡迎就給我健身！為了受歡迎，每天健身，然後你就會開悟了：**比起受歡迎，更想舉起重物。**想要肌肉，想要變強，有啞鈴當戀人不是很好嗎？當其他欲望超越想受歡迎的欲望，交到啞鈴這個女朋友時，想受歡迎的雜念就會消失了。**來吧，要不要一起加入肌肉僧人的行列啊？**

# 關於健身 最大最強的疑問

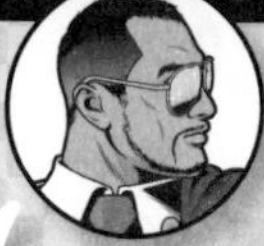

Q. 請問什麼事情像嗑藥一樣讓人成癮，做起來心情愉悅，可以對付憂鬱症，又是健康管理、抗老化、消除壓力的好方法，持續做還會產生自信，更加受人歡迎，改變體型與個性，甚至提升工作能力呢？

A. 健身。

Q. 為什麼這麼棒的健身，還有人不趕快去做呢？

A. **就是說啊！**

# 健身才是終極的美容行為

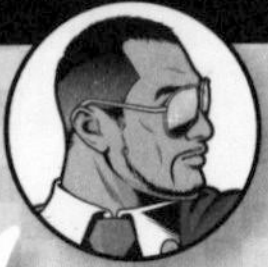

健身加上注重飲食，有助於雕塑腰線，練出優美的站姿，加強新陳代謝，讓肌膚、頭髮與指甲變美，同時也提升實質代謝，打造出不容易胖的體質。健身也會燃燒掉嫉妒、厭惡等負面情緒或壓力，因此內心也會變美麗。健身才是終極的美容行為。健身的女性很美麗。

# 失戀也能
# 靠健身療傷

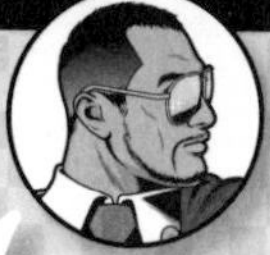

別説什麼談戀愛要欲擒故縱，不需要搞得這麼複雜，遇見喜歡的人就趕快跟人家説你喜歡他就好了。擔心「被拒絕怎麼辦」也沒用，傳達心意是你的事，決定接受或拒絕是對方的事。要是機會被其他人先搶走怎麼辦？**被拒絕就做做健身，忘了就好。**

Q

只要健身就會受歡迎嗎？

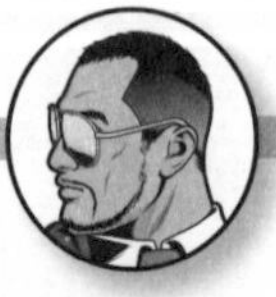

A

用正確的方法健身
可以鍛鍊出
異性理想中的身材

——所以說，只要健身就會變得受人歡迎嗎？

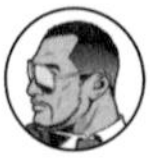

哎呀，**這個問題就像在問「人一定會死嗎？」一樣嘛。**肯定會變得受人歡迎啊。自尊心提高、外表提升、建立自信、健康、活力等等，這些明擺著都會讓你更受歡迎啊。一般在美國，如果想受人歡迎的話，不管男女都會去健身房訓練。男性主要鍛鍊胸大肌、手臂、六塊肌，女性會去健身房鍛鍊臀部。在健身大國美國，雖然很多人是為了維持健康而開始健身的，但也有很多人抱著差不多的決心，**想讓自己在戀愛市場中的價值最大化而健身**。日本往往會跟隨美國的趨勢。日本隨時都有可能迎來**健身＝受歡迎**的時代。

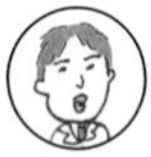

關於男女偏好什麼體型的異性，有一些相關的研究。二〇一二年，新堡大學克羅斯利教授（Dr. Kara L. Crossley）的團隊在《公共科學圖書館：綜合》（*PLoS one*）這本期刊上，發表了「What Is an Attractive Body? Using an Interactive 3D Program to Create the Ideal

Body for You and Your Partner」的論文，主題就是「什麼是有魅力的身材？」這篇論文進行的實驗內容非常簡單，就是以八十名男女（男：四十名、女：四十名）為實驗對象，請他們在電腦上繪製出心目中理想身材的3D模型。繪製的範圍不僅是異性而已，也包含同性在內（詳見七十四頁插圖）。

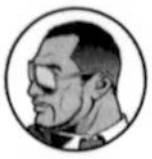

我的也畫好了！

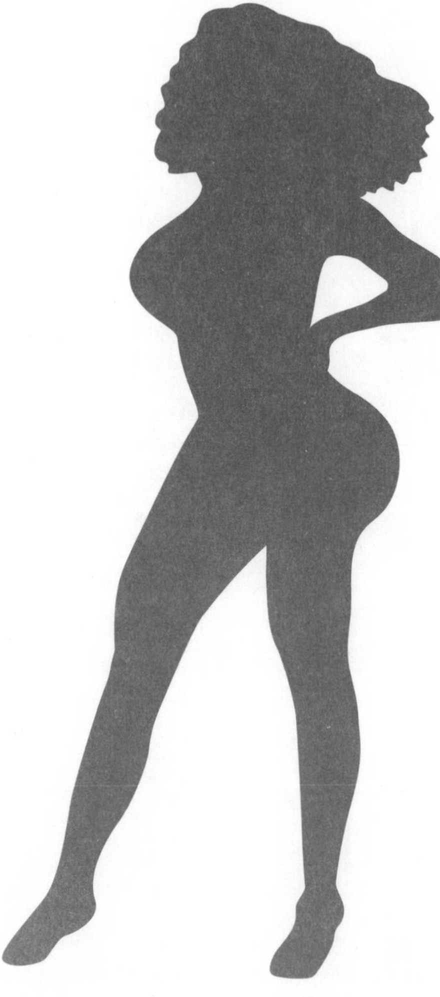

——這種身材的人，在日本根本連看都沒看過（笑）。

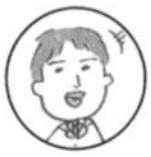

呃，我們繼續（笑）。實驗結果顯示，女性認為理想的女性身材是ＢＭＩ十八．九、腰臀比〇．七、腰胸比〇．六七。相對於此，「男性」認為理想的女性身材比例也是腰臀比〇．七三、腰胸比〇．六九，**可見男女心目中的理想身材大同小異**。順帶一提，數字愈小代表腰圍與臀圍、胸圍的差異愈大，也就是「前凸後翹」、曲線分明的身材。然後ＢＭＩ十八．九若以身高一六〇公分來計算，體重大概是四十八．五。另外，男性認為理想的身材是ＢＭＩ二十五．九、腰臀比是〇．八七、腰胸比〇．七四，這與女性認為理想的男性身材也相去不遠。由於這項研究是在國外進行的，因此有無法排除人種偏好差異的限制存在，但應該也不失為一個參考異性觀點來雕塑身材的指標。

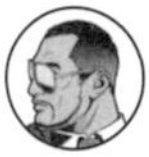

好啦，既然都已經知道什麼樣的身材受歡迎了，剩下的就是打造出那樣的身材囉。那要怎樣才能改變身材呢？**沒錯，就是肌力訓練。**不過光靠減少卡路里或跑步

**女性心目中的女性理想身材**

- BMI 18.9
- WHR 0.7
- WCR 0.67

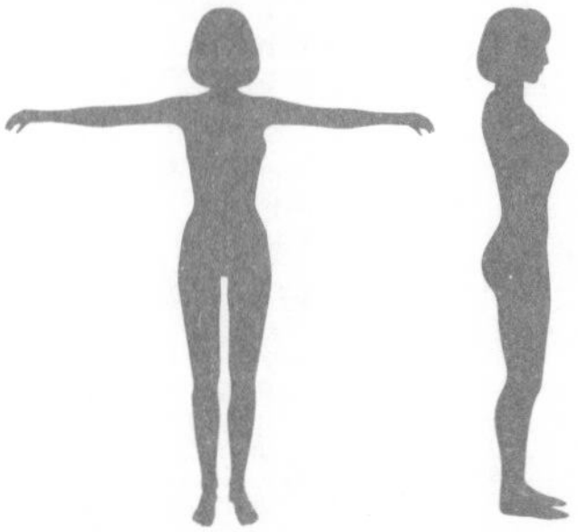

**男性心目中的女性理想身材**

- BMI 18.8
- WHR 0.73
- WCR 0.69

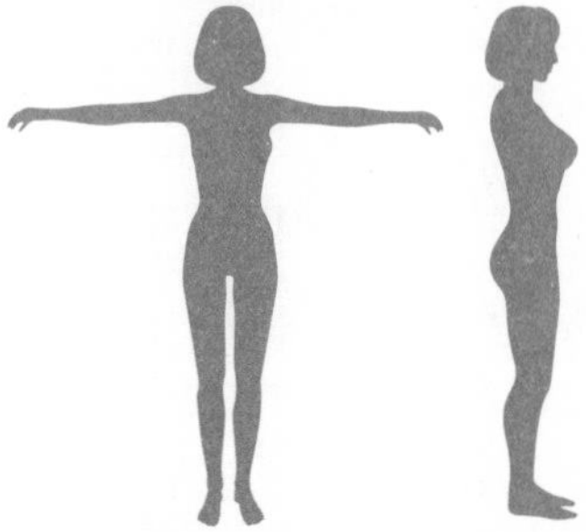

**女性心目中的男性理想身材**

- BMI 24.5
- WHR 0.86
- WCR 0.77

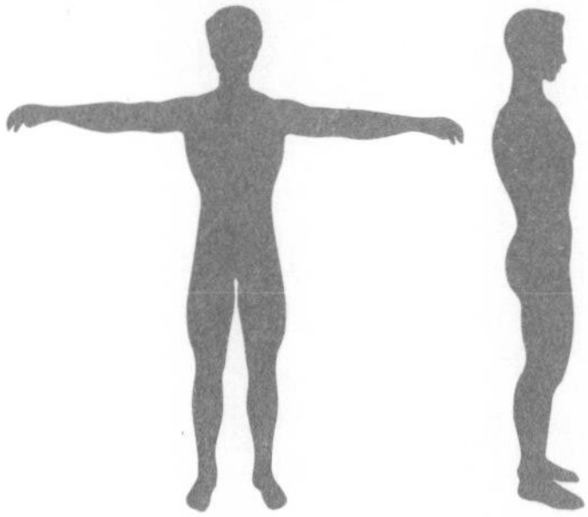

**男性心目中的男性理想身材**

- BMI 25.9
- WHR 0.87
- WCR 0.74

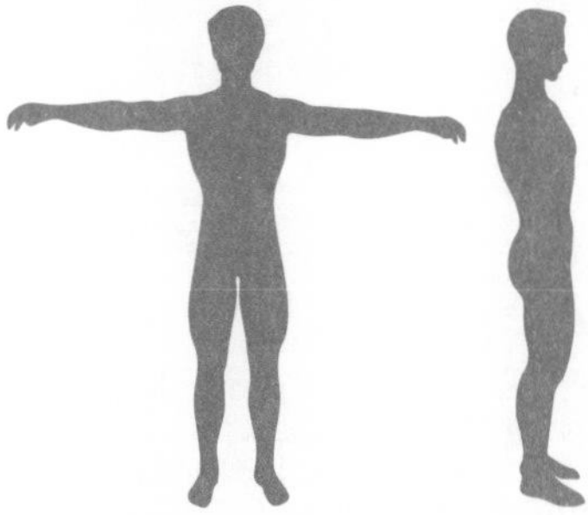

**WHR**＝腰臀比
**WCR**＝腰胸比
（根據克羅斯利等人2012年的資料編排）

來減肥，沒辦法獲得理想的身材。必須客製化地靠健身來雕塑才行。

——可是話說，真的有可能靠健身打造出吸引異性的理想身材嗎？比方說為了打造出緊實的翹臀，真的可以單獨鍛鍊臀部嗎？

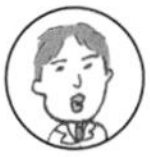

許多研究皆已證實，**訓練時藉由改變活動範圍，可能誘發部分的肌肥大**。例如胸大肌上側部位、大腿根部等等，即使是同一塊肌肉，也有可能讓特定的部位變發達。不必想得太複雜，簡單來說就是健身時運動到的肌肉會變發達。在Bloomquist等人（二〇一三）的研究中，比較兩組連續十二週、每週三次做深蹲的人，一組做的是深蹲（deep squat），另一組做的是部分深蹲（partial squat），結果發現做深蹲的那一組人，大腿前側肌肉呈現統計上顯著的肌肥大。另一方面，做部分深蹲的那一組人，只有大腿根部附近出現肌肥大，往下到膝蓋的部分雖然在統計上不顯著，卻有肌肉量減少的現象。這種現象叫做「Regional hypertrophy」，光是這個領域就有大量的論文出版，可見其受關注的程度。

——也就是說，為了更接近自己理想的身材，會有一套適合自己的健身方法對吧。這個部分可以把自己的期望告訴私人教練等專家，一邊諮詢做法一邊做訓練，應該是個不錯的方式。

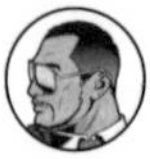

雖然在減肥特輯等書上經常介紹到的「局部瘦身」非常困難，不容易實現，但**只針對特定部位進行鍛鍊，把它變大的「局部健身」卻是做得到的！**換句話說，在某種程度上，我們可以按照個人喜好，靠健身來設計自己的身體。不管是女孩子任性地許願說：「我想要瘦手臂，還想要有個翹臀~♡」或是男孩子任性地許願說：「我只希望胸膛跟肩膀厚實一點！」健身都能幫忙實現。**事實上，美國的健美選手等肌力訓練專家還會自稱為雕塑家**（意指自己藉由鍛鍊肌肉或減少體脂肪等方式，像雕塑家一般塑造、設計自己的身體）。

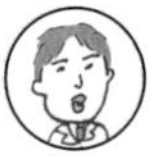

直到最近才證實，引發這個現象的並不是重量或訓練形式，而是進行訓練的活動範圍，因此訓練時把注意力放在活動範圍上，對於雕塑身材或減肥也可說是非常重要的一環。

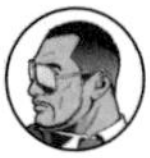

**不如我們就在這裡複習一下集中鍛鍊臀部的方法如何？**

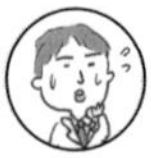

你對臀部還真不是普通的執著啊……。舉例來說，我們已經知道在做深蹲時，會動員到很多臀部的肌肉。然後做槓鈴深蹲時，較低的槓鈴位置比較容易動員臀部肌肉，所以最好也注意一下槓鈴的位置。順帶一提，目前已知在深蹲時使用腰帶的話，會減少臀部肌肉的動員，增加大腿前側肌肉的動員，因此需要適時地調整使用方式。除此之外，羅馬尼亞硬舉或臀推等項目也很推薦。尤其臀推是最近才開始研究的項目，也可以負擔比深蹲更重的重量，因此比深蹲更能夠動員臀部的肌肉。**對了，深蹲會活動到兩百種以上的肌肉喔！**

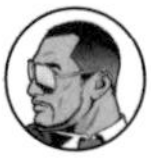

久保博士，我會對臀部異常執著，絕對不是出於一己之私。你聽聽我的理論：女性鍛鍊

臀部↓翹臀女孩增加↓男人們努力展現出最好的一面↓活化經濟↓日本經濟復甦↓《安安雜誌》(*an.an*)為翹臀女孩做一篇特輯↓路上到處都是翹臀女孩↓我就會非常幸福。**怎麼樣啊？**需不需要我現在就把研究與證明這套理論的權利，讓給你在早稻田大學的團隊呀？

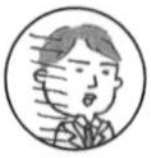

**我們繼續下一個話題吧。**

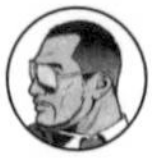

好！繼續下一個話題吧！繼續精神奕奕地討論吧！

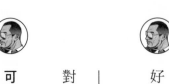

——嗯……我現在知道了，正確健身有可能打造出異性喜歡的外表。那除了這個之外，對於內在也會有什麼效果嗎？

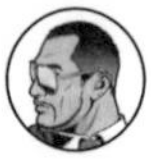

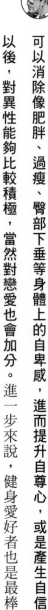

**可以消除像肥胖、過瘦、臀部下垂等身體上的自卑感，進而提升自尊心，或是產生自信以後，對異性能夠比較積極，當然對戀愛也會加分。**進一步來說，健身愛好者也是最棒

的戀愛對象。每個忙著健身的晚上，為了肌肉會想睡覺，所以不容易外遇！因為有自己的興趣，所以可以獨立自主！有豐富的減肥或健康知識！健身有助於消除壓力，因此每天心平氣和，情緒穩定！基本上只要稱讚他的肌肉就會開心，所以很好掌握！再加上身材又很好，根本就是完美啊。而且這樣的人也很有可能健健康康地一直工作下去，所以也可以確保穩定的收入。硬要說的話，唯一的缺點**或許是有時候健身會比另一半還重要。**

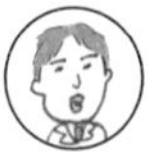

——這恐怕是最糟糕也最大的缺點……。

前面在心理健康的部分也有提到，目前已知健身有提升或維持自尊心的功能。根據Cicollo等人（二〇一六）的報告，男性肌力的強度與自尊心的高低，呈現正相關關係。換言之，我們可以說**男性的肌力強度與自尊心的高低成正比＝只要增強肌力，自尊心就會提升**。不過實際上究竟是自尊心高的人肌力較強，還是肌力強的人自尊心較高，其中的因果關係方向不明，因此還有待日後的研究。除此之外，這項研究當中似乎看不出來女性的肌力與自尊心之間的相關關係，或許男性與女性對於「肌力」的想法從根本上就是不同的（例如：女性不太會像男性那樣覺得肌力很有魅力，因此自尊心不會提升等等）。

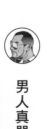

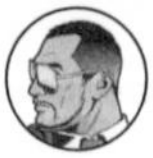

**男人真單純！（笑）然後根據我個人的觀察，肌力的提升=自尊心的提升，這是無庸置疑的事實。**

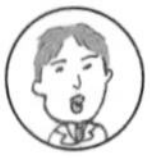

跨出健身的第一步是非常困難的，尤其我非常能體會女性的心情，他們可能會擔心健身房有沒有可怕的人，或是擔心自己做不來等等。但只要是真的懂健身的人，基本上都很溫柔，沒有人會嘲笑初學者。而且一旦開始健身，一定會被飲食管理或訓練姿勢等學問所吸引。看著自己的身材逐漸改變，若能因此對自己產生自信，我想也就能夠對異性採取積極的態度。

——太棒了，**最後想請勤於健身的兩位分享一下你們風靡萬千少女的經驗談！**

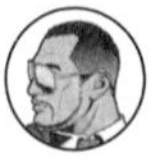

糟了，久保！**深蹲的時間到了！**不趕快出發的話，健身房就要關啦！一秒鐘都不能耽誤了！

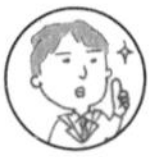

千萬不能遲到！**現在立刻出發！**

# 第4章
# 為什麼工作表現優異的人都在健身？

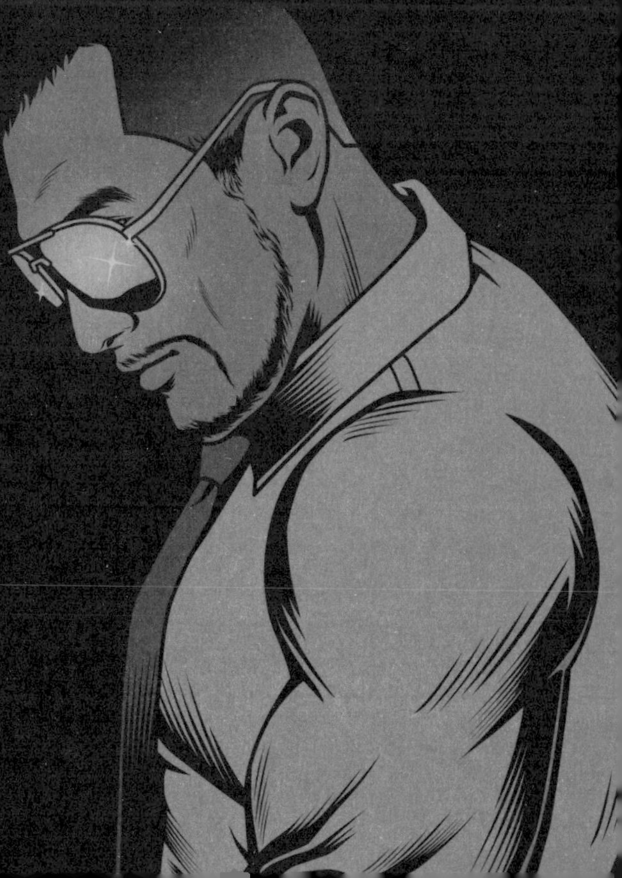

# 必須雇用肌肉男的四個理由

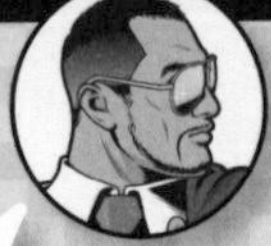

肥胖的人在美國往往被認為缺乏自制力，連自我管理都做不好，因此難以獲得雇用；反之，**肌肉男的評價則完全相反。**一個人若身為肌肉男，等於證明①自制力強，自我管理能力高、②時間管理能力高、③了解營養學，身體健康強壯、④運動是生活的一部分，因此抗壓性很高。這樣的人不被雇用也難。

# 肌肉男的稀有性

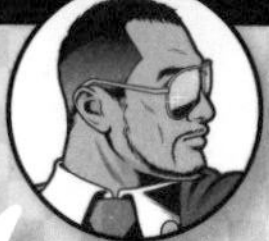

日本人如果是肌肉男的話，在海外會非常吃香。亞洲人在海外的形象就是「單薄、軟弱、不可靠」，因此只要鍛鍊好身體，就能讓人覺得「這個人不太一樣」、「工作能力好像不錯」。在海外的商場上，肌肉會帶來數不盡的好處。肌肉是萬能的。**肌肉在身，機會無窮。**

# 無論人類或動物，最終都靠體力取勝

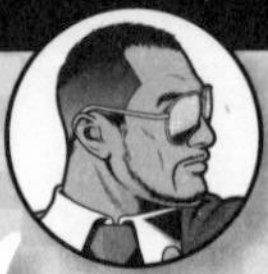

成功的人與不成功的人之間並沒有太大差異。如果有的話，那就是體力的差別了。體力好的人可以在工作上發揮專注力，做出好成績，可以保持身體健康，穩定地成長，還可以積極地獲取知識與機會。**人類終歸是動物，很多事情都得靠體力取勝。**體力才是最強的資本，健身就是最強的自我投資。一切的關鍵，就是肌肉。

# 為什麼可以靠健身學會正確的努力方法

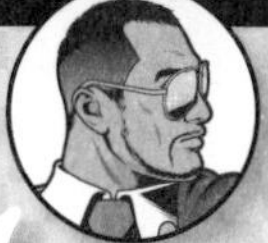

努力有分正確的努力與錯誤的努力，不是埋頭苦幹就可以了，用錯誤的姿勢深蹲也是會受傷的。長時間努力健身，卻忽略飲食與睡眠的話，肌肉還是會減少。不管工作或讀書都一樣，**要知道何謂正確的努力方法，還要能夠定期向旁人徵詢意見，虛心求教。**

# 想成為世界菁英，就必須要有肌肉

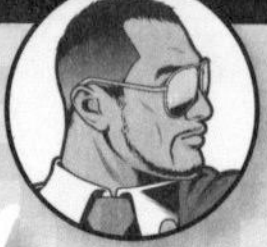

想在世界舞台上工作，外語雖然重要，卻還是**比不過透過肌肉與人拉近距離的速度。**只要鍛鍊到穿著西裝也看得出來的程度，自然而然就會跟對方聊起健身的話題，不用兩分鐘就能交上朋友。況且肌肉還是世界共通語言，**光靠外語是不行的，要靠肌肉，**靠肌肉制霸世界。

# 從生物的角度來說，怎樣才能不被別人小看？

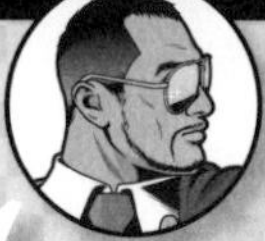

如果一個人「從生物的角度來看很軟弱」的話，有可能被瞧不起，被硬塞一堆工作，或是被欺負。萬一養成攻擊性人格，整天覺得「少瞧不起人了」的話，只會讓身旁的人無奈而已，這樣是會惹人厭的。**怎樣才能過得安安穩穩，同時讓別人意識到自己是「危險的生物」呢？**答案很簡單，就是肌肉。肌肉會為生活帶來和平。

# 聖誕節的行動
# 決定人生的成敗

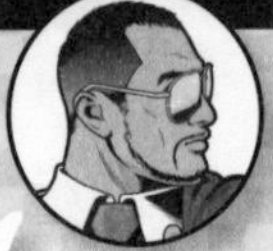

刻意在聖誕節獨自埋首工作或健身，能夠創造出非常可怕的求勝心，「怎麼能輸給跟情人過激情聖誕夜的那些傢伙！」這種求勝心會分出贏家與輸家。**單身過聖誕的人，其實不是輸家，而是贏家。**有能力的人都是這樣過的，**這是世界的常識。**

# 缺乏說服力的人的必備之物

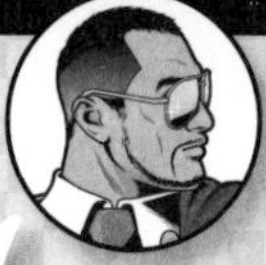

喂！那邊那個被大家忽略、缺乏說服力的你！只要把胸肌練得快撐爆襯衫，大家就會聽你說話，你說的話也會很有說服力。那要怎樣才能一舉厚實人望與胸肌，順便增加說服力呢？

**沒錯，就是臥推。**有做臥推的人與沒有做臥推的人，升職的速度天差地別！

Q

平常有健身的人，工作能力都很強？

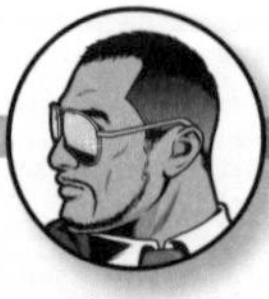

A

世界上的高成就者
九成九都有健身習慣

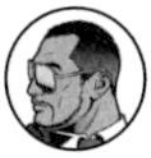

——對於每天被工作追著跑的商務人士來說，健身的意義在哪裡？

海外的管理高層大概可說是世界上最忙的一群人了，但他們之中卻有很多人願意安排寶貴的時間，培養健身或運動等習慣，這個事實可以說是**健身意義非凡的一個不可動搖的證據**。舉例而言，美國前總統歐巴馬曾在雜誌的訪談中表示，他**每週有六天會從早上七點開始做四十五分鐘的健身，當中包含肌力訓練與有氧運動**，還會利用繁忙日程中的空檔打籃球。臉書創辦人祖克柏（Mark Zuckerberg）每週至少三天會在一大早去晨跑。擁有約兩億客戶的帳戶、世界頂尖金融機構花旗集團執行長高沛德（Michael Corbat），也是著名的高強度訓練「斯巴達式健身」的愛好者，以十五秒為間隔反覆進行深蹲、伏地挺身、啞鈴運動等項目，甚至曾有媒體打趣地報導說：「難道他能像靠斯巴達式健身減去脂肪那樣，減去花旗的脂肪（成本）嗎!?」（笑）。

——哇！就連世界上最忙碌、最有本事的高成就者都把健身納入生活習慣，真的讓人信心大增呢。

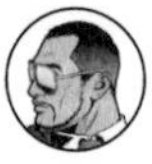

據說電影《穿著Prada的惡魔》中女魔頭總編的原型人物，即美國《時尚》（*Vogue*）雜誌總編輯安娜・溫圖（Anna Wintour），也說自己每天早上都從五點四十五分開始打一小時的網球。蘋果執行長庫克（Tim Cook）也是有名的超早起運動愛好者，他曾在媒體訪問中談到自己的超晨型生活習慣，每天三點四十五分起床，處理電子郵件到四點三十分，五點的時候已經在健身房了。

——原來如此！不過大家都好早起床啊……。

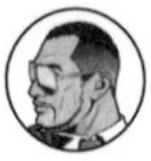

對啊，**頂尖商務人士中真的有很多晨型人**。一大早不會有臨時的工作插入，對忙碌的他們來說，也可以說是唯一可以自由運用的時間，所以才會把健身運動安排在那個時段，建立起生活的規律。如果事先規畫好一早要運動的話，也不容易養成前一天晚上熬夜耍廢或飲酒過量等不好的生活習慣。這樣也會對工作表現帶來正面影響才對。順便說一

下，**我是晨型人！**（露出一副希望我說些什麼的表情盯著我看）

——……。

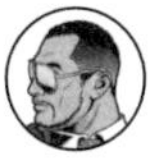

我在等你耶，怎麼不誇獎我呢！算了算了！（氣噗噗）

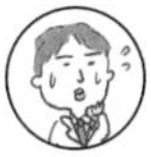

我稍微補充一下，Brandstaetter 等人（二〇一五）曾指出，晨型人、中間型人、夜型人分別有不同的最佳心肺能力時段，同時也發現**人類可以發揮的力氣或能量取決於每個人的生理時鐘（時鐘基因）**，例如夜型人表現最佳的時段大約是晚上十點左右。因此，我認為實在無法早起的人，應該也可以在適合自己的時段做訓練。

——所有管理高層都把健身納入生活的最主要理由是什麼呢？

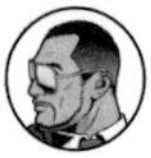

……。

——好啦，不愧是泰史特龍先生，你都很早起啊！（敷衍）

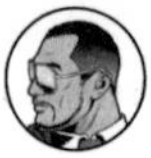

我很優秀吧？（滿臉笑容）

——（真是讓人頭疼的傢伙）

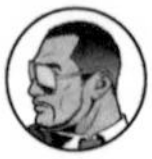

你問他們把健身納入生活中的理由是吧？健身有很多好處，要舉一個特定的理由有點困難，但**最重要的理由之一絕對是健康管理吧**。全世界的菁英都知道，不管有多好的地位、名聲或金錢，只要失去健康，一切都沒有意義了。而且一旦失去健康，根本無法長時間懷抱熱情投入工作中。他們明白健康才是人類所能擁有最珍貴的資產。當我說到「健康」時，指的不只是身體的健康而已，也包括心理的健康。**因為唯有身心皆處於充實的狀態，才有辦法歌頌人生**。此外，就像這本書一再提到的，健身對身心皆有正面的影響。**健身既可保持身體的活力、預防慢性疼痛，又可培養自尊心，那麼成為許多管理高層的選擇，也可說是必然的事**。以提供線上免費財務管理服務聞名的 Mint.com 創辦人艾倫・帕澤（Aaron Patzer）說：「如果沒有好好做健身，每天工作十四個小時是不可能的。平常沒有運動的話，不僅會非常疲憊，也會缺乏專注力吧。」他典型的一天是先從九點工作到晚上六、七點，再花兩個小時在晚餐與健身等鍛鍊上，然後繼續工作到凌晨一點。像他這樣的新創企業家，應該可以說是標準**為了「維持身心健康，活力十足地工作」而鍛鍊**。

——我也有聽過肌力訓練或有氧等運動有助於提高專注力、生產力、記憶力或創造力的說法。

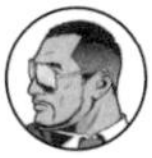

**哈佛醫學院的研究證明，定期運動有助於分泌一種化學物質，這種化學物質與記憶力、專注力、頭腦清晰度深刻相關**。英國維珍集團創辦人理查・布蘭森（Richard Branson）也說：「維持生產力的祕訣就是健身。」並在訪談中表示自己持續從事游泳、瑜珈、攀岩、舉重等運動。除此之外，他甚至還說：「**健身讓我每天增加四小時有生產力的時間。**」另外，目前所知全世界最早的獎學金——牛津大學羅德獎學金制度在選拔學生時，對體育成績的重視程度不下於學術成績。這是為什麼呢？**因為文武雙全的人擁有「良好的習慣」**。無論是減重或是跑完一定的距離，都要**設定自己的目標、建立計畫、安排執行計畫的時間、實際執行、分析結果、修正軌道**。這一連串的流程，不管在讀書、運動或工作上都相通。**達成業績目標的流程與達成臥推一百四十公斤的流程，從本質上來看都是一樣的。**設定目標並享受達成目標的快感，這種目標導向型的人無論在哪個領域都容易成功。

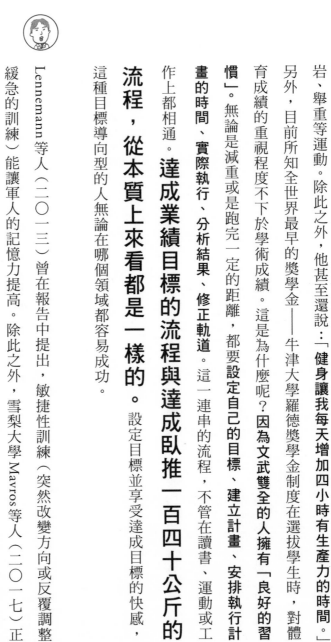

Lennemann等人（二〇一三）曾在報告中提出，敏捷性訓練（突然改變方向或反覆調整緩急的訓練）能讓軍人的記憶力提高。除此之外，雪梨大學Mavros等人（二〇一七）正在進行的「Study of Mental and Resistance Training」專案，也發表了幾項有關健身對腦部造成正面影響的論述。他們在報告中指出：**①即使是高齡者做重量訓練，一樣能夠增**

**加肌力、改善認知功能、提高心肺功能；②認知功能與肌力高度相關，而非心肺功能。**

——所以說健身對腦部有正面影響這件事，已經得到科學的佐證了！也有一種看法認為不能忽略荷爾蒙的作用對吧？

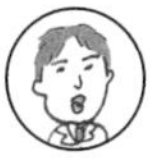

關於健身與荷爾蒙也有許多的研究。泰史特龍先生名稱由來的睪固酮（testosterone）這種荷爾蒙以四十歲為巔峰，其後會逐年減少一％到二％。然後也有報告指出，血中睪固酮濃度太低的話，會成為肥胖、酒精中毒或壓力等的原因。為了預防這些症狀，臨床上有各式各樣的醫療行為（吃藥或在皮膚上貼專用的藥布），但**許多研究報告都顯示，健身也能提高血中睪固酮濃度**。我不能直接斷言說：「健身能讓睪固酮增加數百倍！」但對於血中睪固酮濃度低的人來說，健身的效果應該是肯定的。

——睪固酮值與事業又有什麼關係呢？

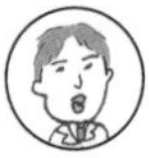

根據英國劍橋大學研究團隊的調查報告，「金融產業的交易員在男性荷爾蒙的睪固酮濃度愈高時，績效愈好」。**睪固酮的分泌有可能因為提高自信與專注力，進而提升工作績效**這件事，也掀起了一股話題。這項調查的實施對象是在倫敦金融城工作的十七位交易員，調查方式是連續八個營業日在上午十一點與下午四點採集唾液，然後研究睪固酮濃度與業績之間的關係。結果顯示，交易員在睪固酮濃度較高的日子裡，交易的績效也比較高。

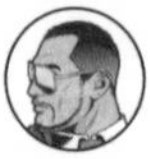

領導力、自我管理能力、時間管理、正確的努力方法、目標設定能力、目標達成能力，還有在職場上奮鬥的體力與身心的健康，很多事業上需要具備的特質都跟健身脫離不了關係。如果想在事業上成功的話，沒有不健身的道理。**連行程繁忙的歐巴馬都在做了，我不想聽到什麼沒時間之類的藉口！**

# 實錄漫畫 CASE2

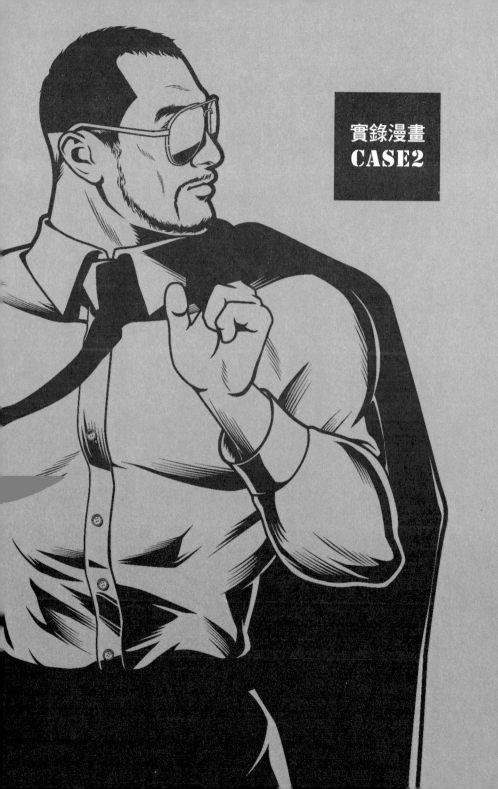

# 靠健身擺脱轉職失敗的絶望

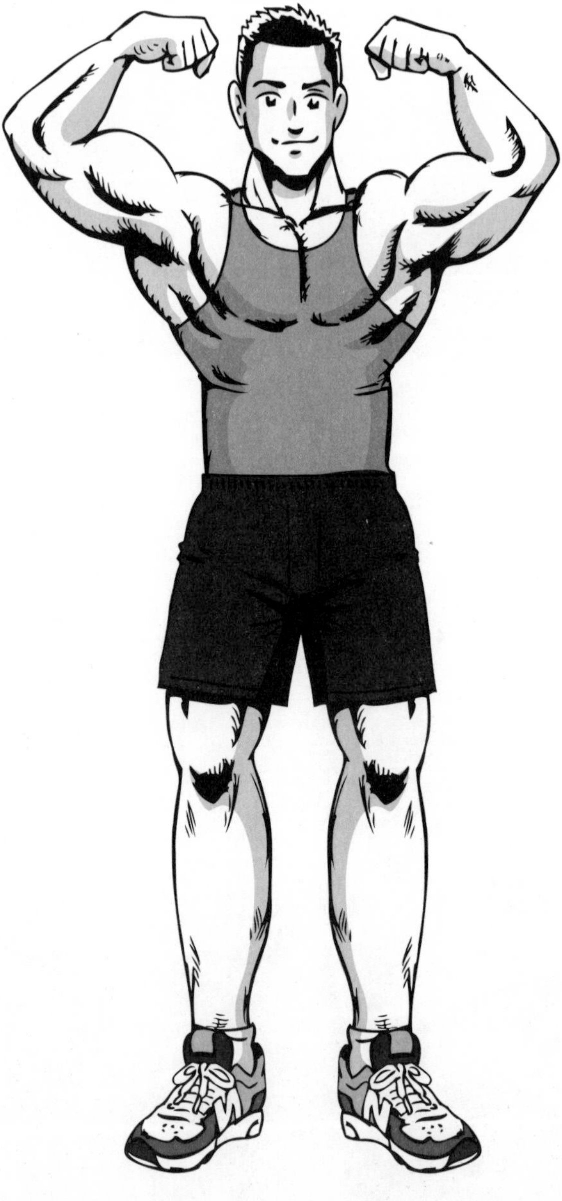

上班族
莫尼卡先生的案例

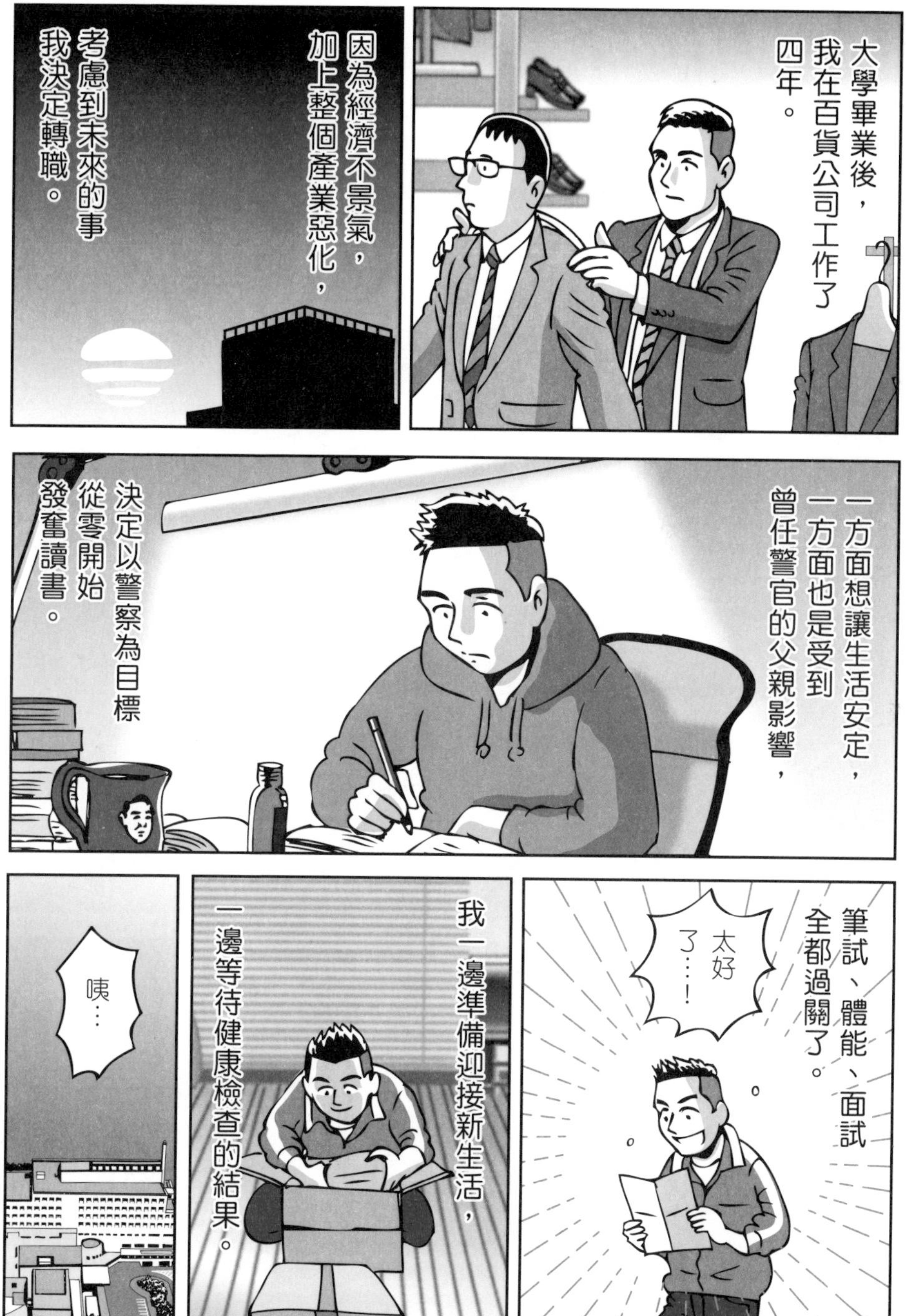
大學畢業後，我在百貨公司工作了四年。
因為經濟不景氣，加上整個產業惡化，
考慮到未來的事我決定轉職。
一方面想讓生活安定，一方面也是受到曾任警官的父親影響，
決定以警察為目標從零開始發奮讀書。
筆試、體能、面試全都過關了。
太好了…！
我一邊準備迎接新生活，一邊等待健康檢查的結果。
咦…

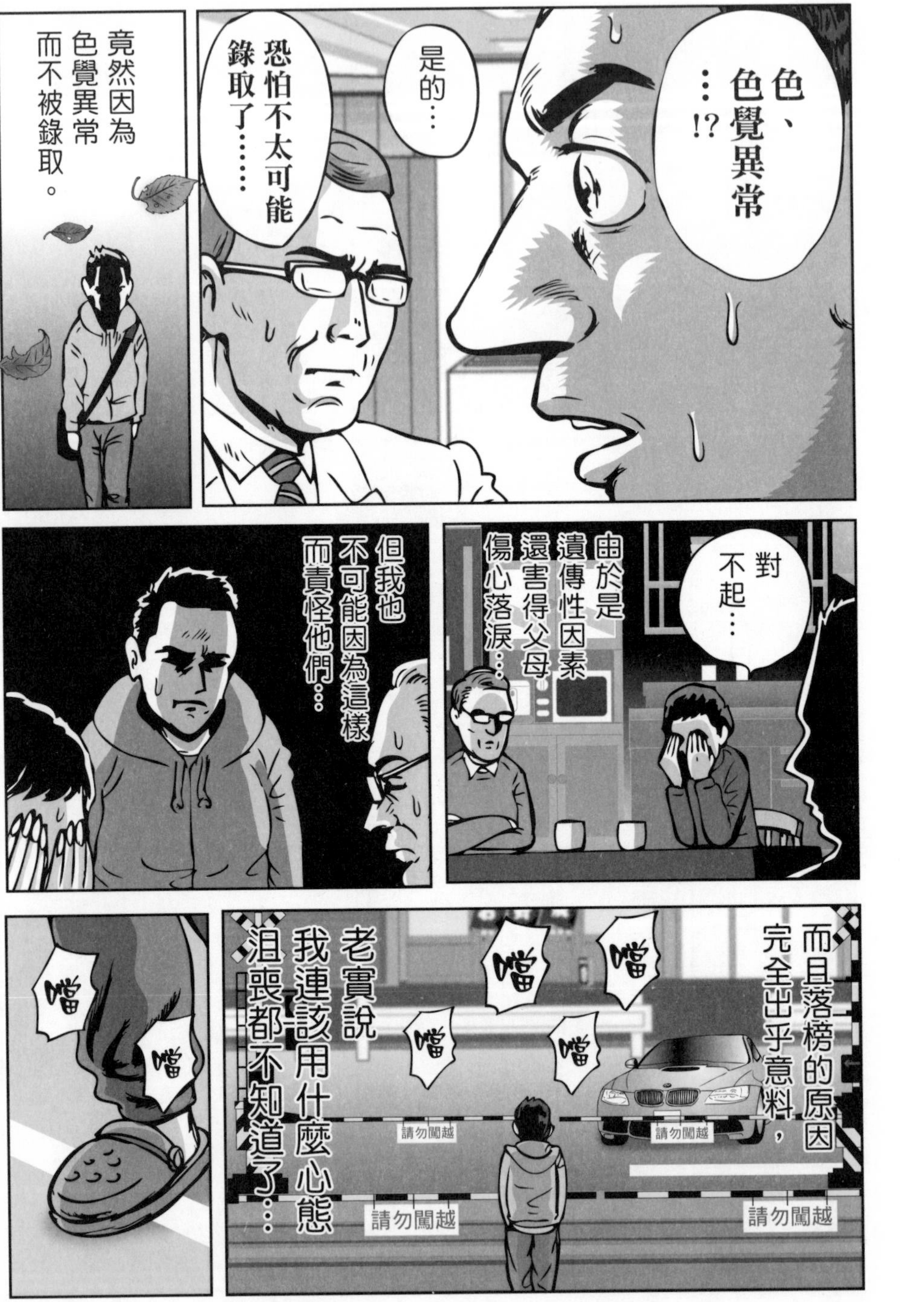
色、色覺異常……!?
是的…
恐怕不太可能錄取了……
竟然因為色覺異常而不被錄取。
對不起…
由於是遺傳性因素還害得父母傷心落淚…
但我也不可能因為這樣而責怪他們…
而且落榜的原因完全出乎意料，
噹
噹
噹
噹
請勿闖越
請勿闖越
請勿闖越
請勿闖越
老實說我連該用什麼心態沮喪都不知道了…
噹
噹

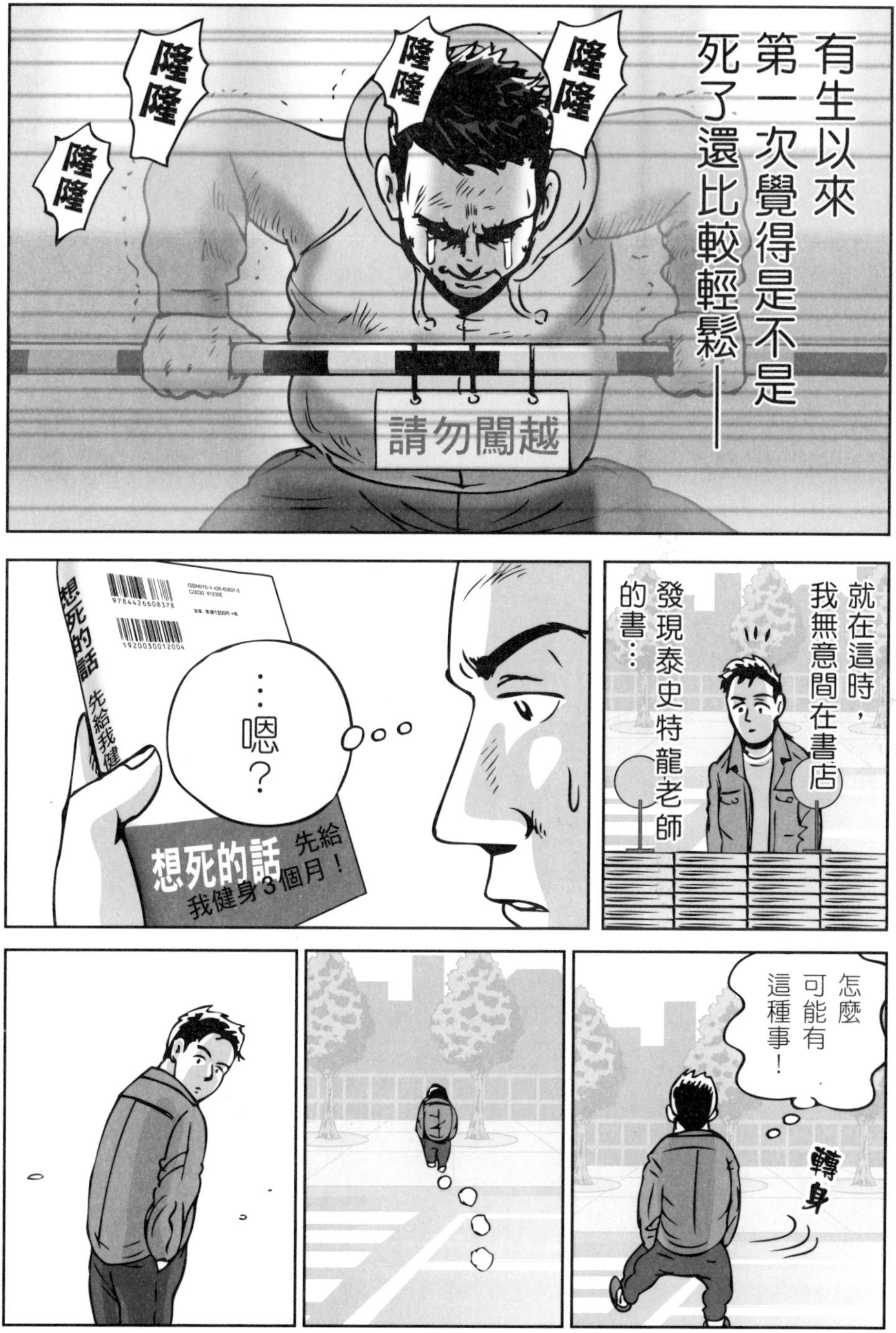
有生以來第一次覺得是不是死了還比較輕鬆——
隆隆
隆隆
隆隆
隆隆
請勿闖越
就在這時，我無意間在書店發現泰史特龍老師的書…
……嗯？
想死的話先給我健身3個月！
想死的話先給我健
怎麼可能有這種事！
轉身

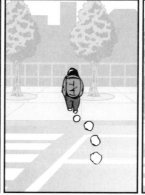

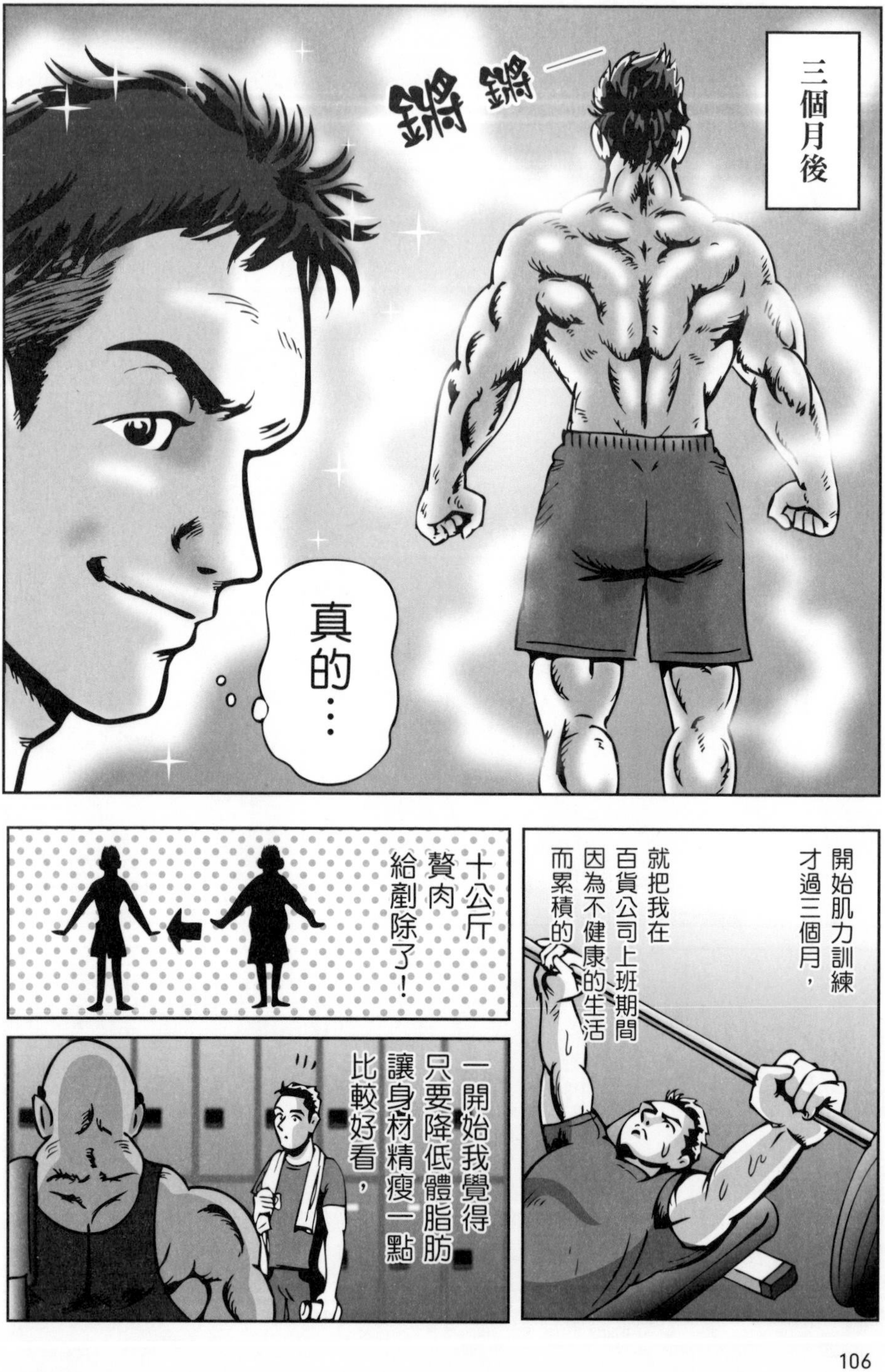
三個月後
鏘鏘——
真的……
開始肌力訓練
才過三個月，
就把我在
百貨公司上班期間
因為不健康的生活
而累積的
十公斤
贅肉
給剷除了！
一開始我覺得
只要降低體脂肪
讓身材精瘦一點
比較好看，

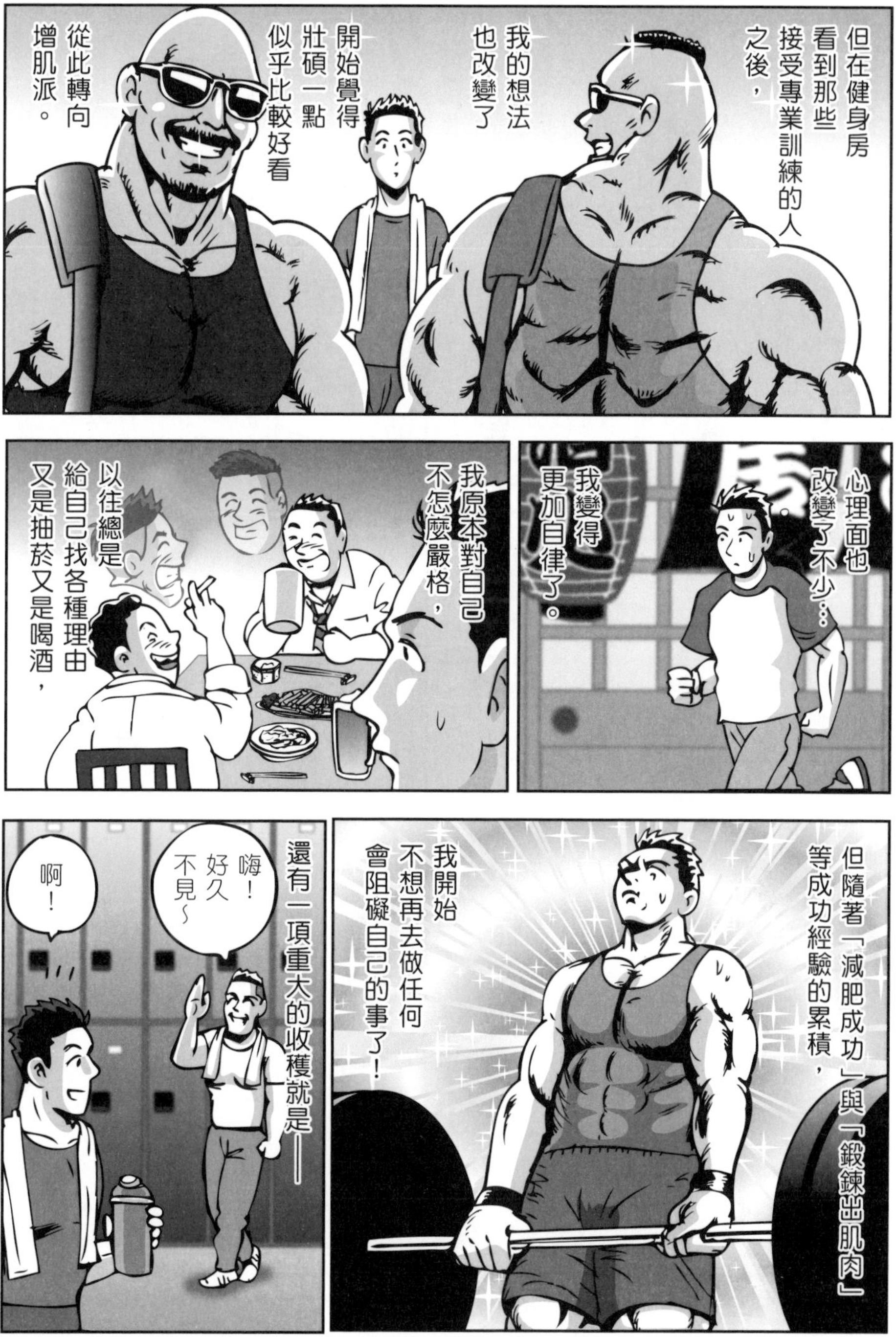
但在健身房看到那些接受專業訓練的人之後，
我的想法也改變了
開始覺得壯碩一點似乎比較好看
從此轉向增肌派。
心理面也改變了不少……
我變得更加自律了。
我原本對自己不怎麼嚴格，
以往總是給自己找各種理由又是抽菸又是喝酒，
但隨著「減肥成功」與「鍛鍊出肌肉」等成功經驗的累積，
我開始不想再去做任何會阻礙自己的事了！
還有一項重大的收穫就是——
嗨！好久不見~
啊！

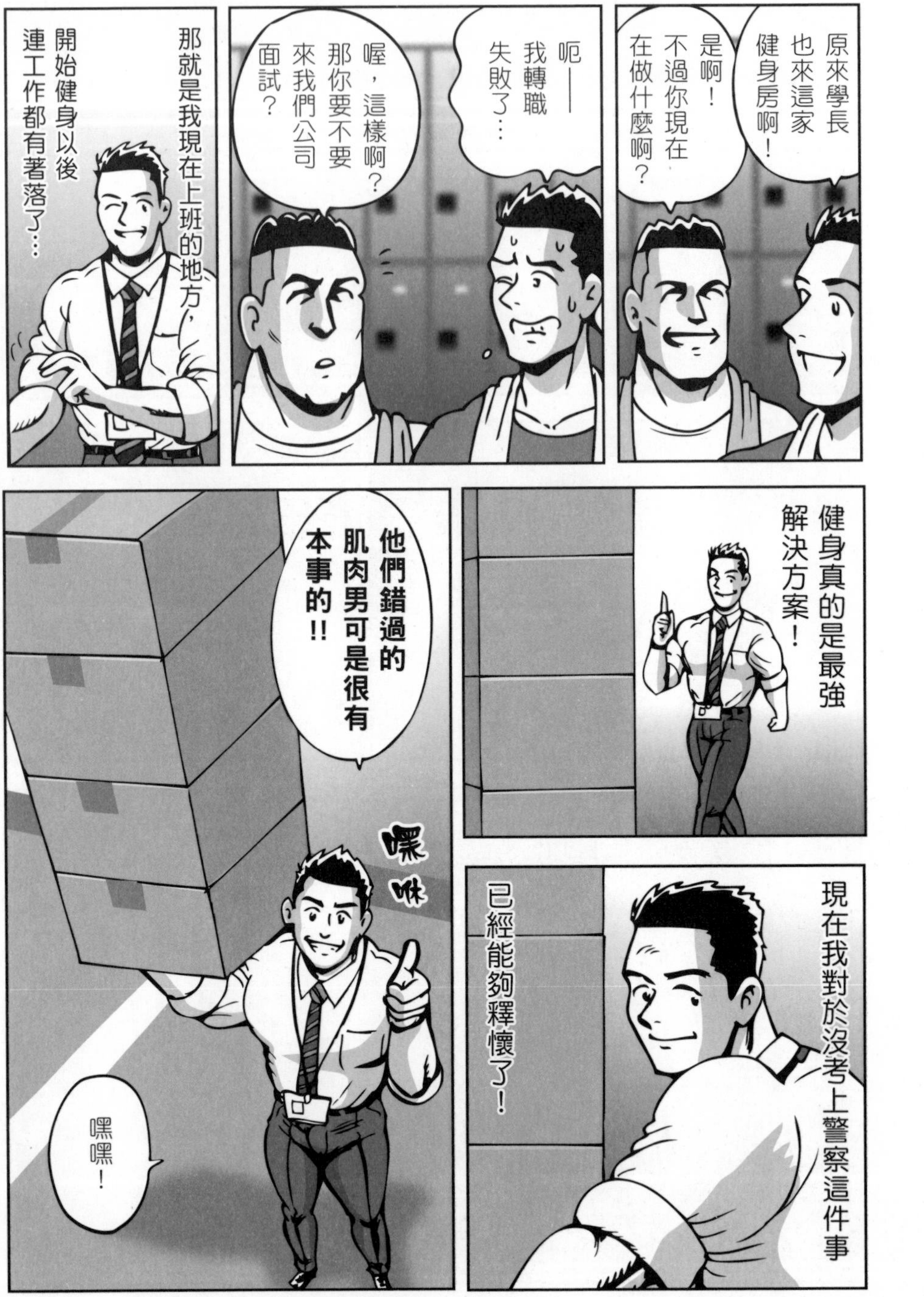
原來學長也來這家健身房啊！
是啊！不過你現在在做什麼啊？
呃——我轉職失敗了…
喔，這樣啊？那你要不要來我們公司面試？
那就是我現在上班的地方，開始健身以後連工作都有著落了…
健身真的是最強解決方案！
他們錯過的肌肉男可是很有本事的!!
嘿咻
嘿嘿！
現在我對於沒考上警察這件事已經能夠釋懷了！

# 第5章
# 減肥的人更應該健身的真正理由

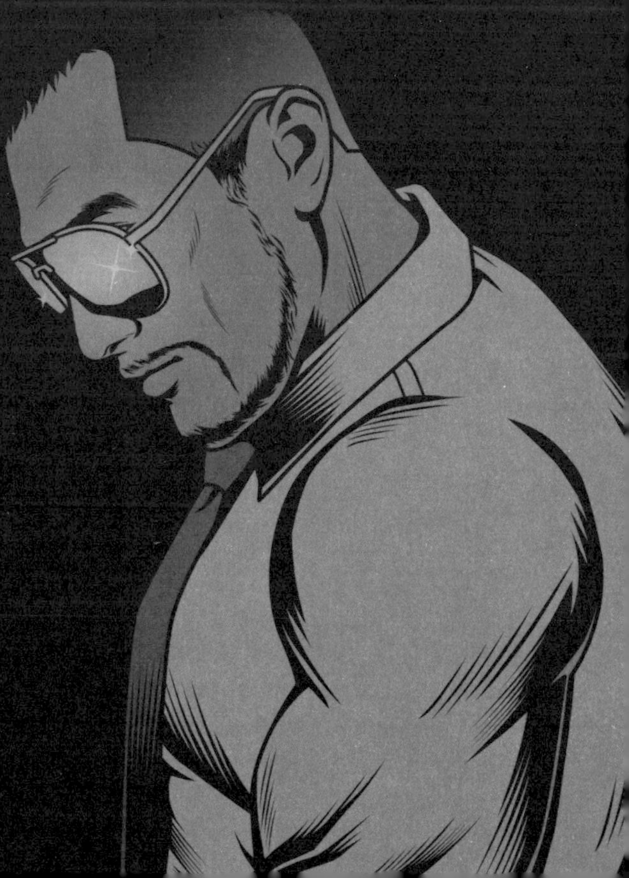

# 任何減肥法都無法打倒不良的飲食習慣

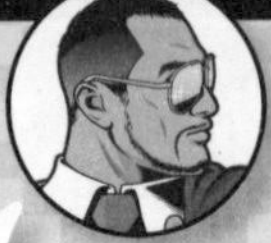

任何主張不需要限制飲食的減肥法，都不要相信。這好比一種惡質的詐欺，專門利用「我想變瘦，但不想餓肚子」這種大家都有的願望來取信於人。美國有句話說：「**再怎麼好的訓練習慣，都無法打倒不良的飲食習慣。**」這句話是事實。不要被花言巧語給欺騙了。

# 肌肉在減肥上發揮的驚人功效

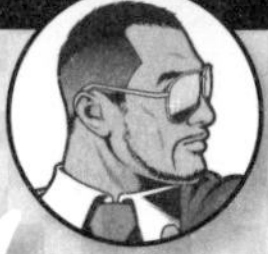

健身↓肌肉變大↓肌肉周圍還有體脂肪，因此感覺好像變胖了（↑千萬不能在這個時候放棄，健身的真正價值才剛要顯現）↓代謝提高↓體脂肪開始加速度式地減少↓形成結實的身體↓最後減脂增肌的身體，無論代謝或肌肉的胰島素敏感性都會提高，變成不易復胖的體質。

# 肉體改造是選擇而非競爭

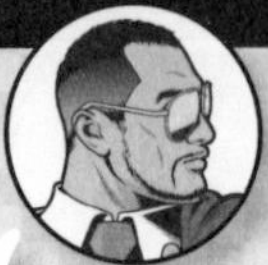

靠健身成功減肥或改造肉體是一種選擇，跟有競爭對手的事業或考試不同，與運氣或才能沒有關係。**健身與飲食限制絕對不會背叛你，努力多少就會有多少回報，**一定能夠超越過去的自己。因此，任何藉口都沒有用。感覺很有趣吧？不如現在就開始健身，試試自己有多少能耐！

# 斷捨離體脂肪的意義

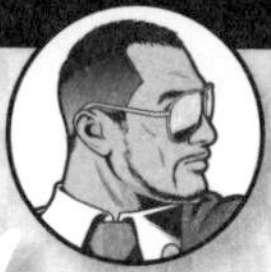

你知道斷捨離對什麼的效果最好嗎？那就是長年累積的體脂肪。光是丟掉房間裡的東西，人生就會好轉，那**拚了命地健身，戰勝脆弱的自己，脫去體脂肪時的效果，更會遠遠超過你的想像喔。**身體改變了，人生就會改變。健身能讓人生徹底翻身。

# 減肥其實跟刷牙差不多

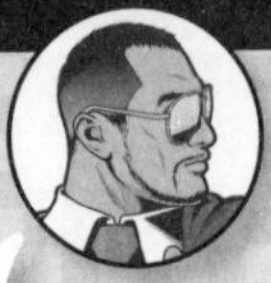

大家好！我是有效率地健身、過著充實健身房生活的健身宅！

拚了老命想瘦下來的各位～？你們是不是覺得減肥或運動只要做一段時間就好了啊？

啊哈……那我問各位一個問題！

**如果想維持牙齒整潔健康的話，你們會只刷牙兩個星期就不刷了嗎？**

……不會嘛，一定會刷一輩子呀。

# 不經意的一句話 有可能毀了別人的人生

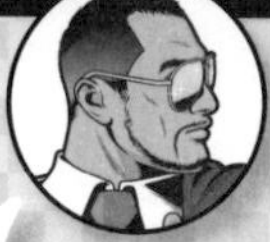

不要隨便使用胖子這個字眼，畢竟每個人的身材自己最清楚，況且你也不曉得別人是不是有什麼狀況，不應該隨便嘲弄別人。有人甚至會因為這樣而討厭面對人群，或是過度減肥而出現飲食障礙。**不經意的一句話，有可能會毀了他的一輩子。**人類是很脆弱的，多保持一點同理心吧。

# 出於恐懼心態的減肥不會長久

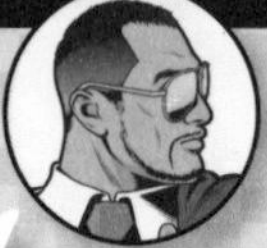

出於「一定要變瘦才行」、「不想要變胖」等恐懼心態才減肥，跟自發性地「想降低體脂肪，讓自己變美」、「想要鍛鍊肌肉，變得更性感」而減肥，兩種情況天差地別。前者很痛苦，後者很快樂。**唯有快樂才能堅持下去，也才會有好結果。**只要開始健身，自然而然會養成後者的心態。

# 健身是獲得理想身材的手段

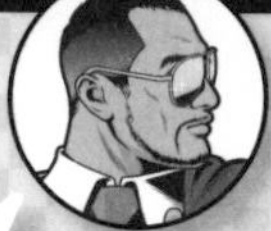

如果減肥的定義是「獲得理想身材的手段」，那麼健身絕對就是最強的減肥法。想要有效打造出理想的體態，沒有比健身更強的方法。只注意體重的減肥法是錯誤的。**只要身體健康，體重多少根本無所謂。**重要的是身體，而改變身體最好的方法，就是健身。

Q

減肥時應該要健身嗎？

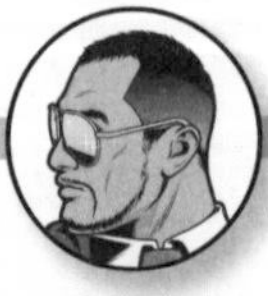

A

最強的減肥法是
肌力訓練＋有氧運動

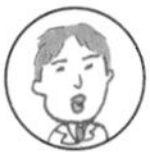

──市面上充斥著各種減肥資訊，蘋果減肥法、咖啡減肥法、替代減肥法、記錄減肥法……總之種類琳瑯滿目，我想應該令很多人無所適從吧。減肥究竟要健身好？還是注意飲食比較好？或者是要從事慢跑等有氧運動好？**到底怎樣才是最好的呢？**

如果把減肥定義為「降低體重或體脂肪」的話，那麼「攝取的熱量控制在消耗的熱量以下」就是大前提。因此，控制熱量攝取的「飲食」與消耗熱量的「運動」就是其中的關鍵。

Willis等人（二〇一二）把受試者分成三組，分別是阻力訓練組（RT＝Resistance-Training，肌力訓練的一種）、有氧運動組（AT＝Aerobic-Training）以及有氧運動＋阻力訓練組（AT／RT），並檢視對每一組人的體重、體脂肪率、體脂肪量、肌肉量、大腿圍、腰圍所帶來的影響。最後觀察到幾個結果：①AT與AT／RT的體重減少大於RT，②AT／RT的體脂肪率、體脂肪量以及腰圍減少最多，③肌肉量增加最多的是RT，④RT與AT／RT增加的大腿圍大於AT，而且兩組人增加的程度相同。

由此可以推論如下：

①若單純以減重為目的，「有氧運動」與「有氧運動＋肌力訓練」的組合比較有效；

**②若想降低體脂肪率或體脂肪量，同時減少腰圍的話，「有氧運動＋肌力訓練」的組合比較有效；**

③若以肌肥大為目的，則單獨進行肌力訓練比較有效；

④只想減重而不想增加肌肉的人，選擇有氧運動比較有效。

只要按照自己理想的體型去決定選擇哪一種方法即可。

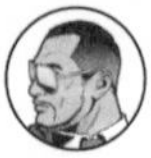

這裡我希望各位可以冷靜下來思考一下，**減肥的目的不是「減掉體重計上的數字」，而是「獲得理想的身材」**才對。只在意體重的話，是無法獲得理想身材的，因為體重只不過是一個指標而已，而很多讓你更接近理想身材的指標，例如體脂肪率、肌肉量、腰圍尺寸等等，都是無法從體重上看出來的。**美國有一種說法叫瘦胖子（skinny fat）**。所謂的瘦胖子，指的就是光看體重雖然很瘦，實際檢視身體卻有很多體脂肪、很少肌肉量、

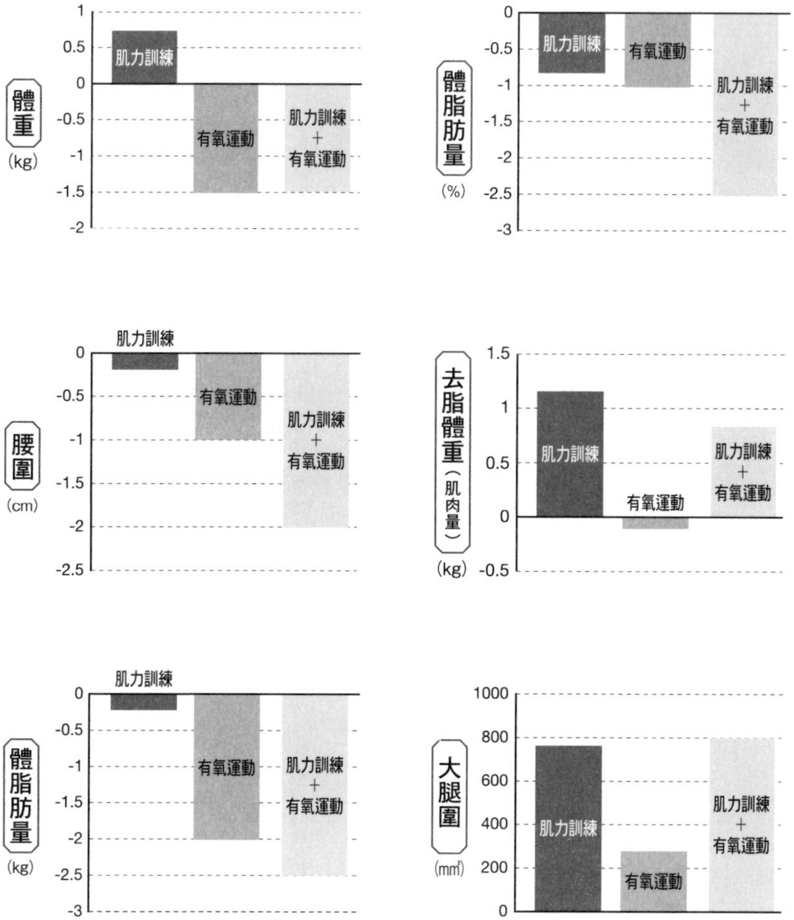


（參考Willis等人2012實驗結果編製）

不夠精實的體型。是不是有很多讀者覺得自己被說中了呢？「雖然到達理想的體重，但自己在鏡子裡的身材卻一點也沒有吸引力？怎麼會這樣？」這樣的人十有八九陷入了這種瘦胖子的狀態中。**想要減重減得健康又漂亮，維持肌肉量是必須的**。要是肌肉減少的話，身材曲線會走樣，皮膚會鬆弛，代謝會變慢，最後身體會變得不堪入目。如果限制熱量到幾近營養失調的程度，並長時間做有氧運動的話體重當然會下降。雖然會下降沒錯，但那樣很有可能變成瘦胖子。想要瘦得漂亮的人，必須選擇②的有氧運動＋肌力訓練；**想要成為肌肉猩猩的你，就必須選擇③的肌力訓練！**就算只想靠有氧來減重，至少也該吃一些高蛋白食物，盡量不要讓肌肉被犧牲掉！

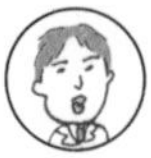

其他研究也已經證實，肌力訓練結合有氧會增加熱量的消耗。根據Benito等人（二〇一六）的報告顯示，如果單做肌力訓練的話，平均一分鐘會消耗一〇．四大卡（女性為六．四大卡）的熱量，但如果把肌力訓練結合有氧運動的話，大約可以消耗十三大卡（女性為八．四大卡）。正如泰史特龍所言，如果想要以維持肌肉為前提，有效率地降低體重的話，肌力訓練＋有氧運動似乎是比較好的方式。

——原來如此！也就是說，如果想要打造出穠纖合度，而不是「硬邦邦」的身材，不能只減少體脂肪而已，把肌肉維持在一定程度也是很重要的吧。關於飲食的攝取有什麼訣竅嗎？

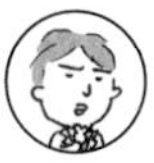

**對於像「晚上吃飯容易胖」或「吃早餐會瘦」等聳動的說法，我認為最好謹慎一點**。過去曾經有人煞有其事地告訴我說：「太晚吃東西的話，在某種時鐘基因的作用下，身材容易變胖。」但最近的研究則對此打上一個問號。此外，也有人說在所謂的「黃金時間」，也就是健身後三十分鐘內攝取蛋白質（加碳水化合物），對肌肉的成長是不可或缺的，但近年來有另一種意見逐漸形成主流，就是或許其實沒必要在運動完後馬上補充營養，只要一整天下來能夠維持住必要的量即可。

——也就是說，「晚上九點以後吃東西會胖」，或是「吃早餐會促進代謝！」這類的說法，其實沒有太多的科學根據對吧……。

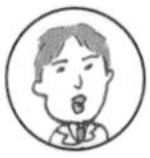

沒錯。**不過關於營養的部分，「維持一日總量」的想法已經取得普遍的共識**。例如以蛋白質來說，平均一公斤體重的建議攝取量是〇・八公克到二・〇公克的蛋白質。

——健身與蛋白質感覺有很深的關聯，通常一聽到健身二字，自然而然就會聯想到蛋白質。實際上真的是這樣嗎？然後我也聽說日本人平日的飲食中缺乏蛋白質，這件事又如何呢？

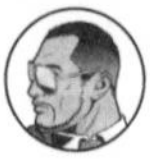

如果你以為有在健身的人，平常就一直把蛋白質蛋白質掛在嘴邊的話，那可就誤會大了，我們可不是像單細胞生物一般的人種**（啊，又到了喝高蛋白的時間了）**。

不過話說回來這位小哥，你可真是問到重點了。**蛋白質，就是日本飲食法缺乏的東西**。

對於把健身當興趣的人來說，這就是最有淵源的營養素。各位知道蛋白質（Protein）的語源嗎？據說是來自古希臘文中的 Proteios，意思是「最重要的東西」。連古希臘的偉人都說是「最重要的東西」喔，**代表這個東西肯定重要到不行**吧。證據就是人類的身體幾乎是由水與蛋白質構成的，其中肌肉、內臟、皮膚、頭髮乃至於指甲，從頭到腳都是由蛋白質所構成。換句話說，蛋白質不足的話，身體上上下下就會出現問題。然後更重要更重要的是！蛋白質還有一個一般人不太知道的驚人祕密。各位，你們有聽過**攝食產熱效應**嗎？等你知道攝食產熱效應是什麼，你就再也無法抵抗高蛋白飲食的魅力了。啊……我想用簡單的方式說明攝食產熱效應，想好好用最淺顯易懂的方式說明給各位了解……（裝模作樣）。

**久保丘！就決定是你了！**

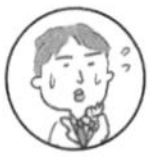

請不要像呼喚精靈寶可夢那樣叫我好嗎？我們別理這位小智，就由我來解說何謂攝食產熱效應。我們從飲食中攝取營養時也會消耗熱量。在攝取熱量的同時，消化吸收本身也會消耗能量，有報告指出蛋白質約為三〇％，脂肪與醣類約為七％，這就叫做「**攝食產熱效應**」。舉例來說，同樣是攝取一百大卡，如果是攝取蛋白質的話，其中約有三十大卡被當成能量消耗掉，但如果是脂肪或醣類的話，只會消耗掉七大卡左右。順帶一提，如果是蛋白質、脂肪與醣類含量均衡的飲食，一般來說攝食產熱效應大約是一〇％，不過可以推測的是，如果攝取較多的蛋白質，即可提高攝食產熱效應。尤其是**平常習慣攝取醣類或脂肪的人，如果可以重新檢視飲食的內容，增加蛋白質的比例，相信能夠提高攝食產熱效應所消耗的熱量**。

——單身男性的晚餐菜單上經常輪流出現的咖哩、拉麵、炸雞塊和炒飯，感覺都很危險……。

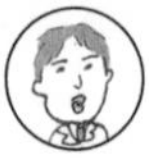

關於攝食產熱效應，我來舉一個例子好了。假設A與B一天都攝取兩千大卡，A一天的蛋白質攝取量是兩百公克（＋碳水化合物兩百公克、脂肪四十五公克），B一天的蛋白質攝取量是五十公克（＋碳水化合物三百五十公克、脂肪四十五公克）。前提是蛋白質與碳水化合物平均每公克的熱量是四大卡，脂肪是九大卡。根據下一頁的算式計算一天的攝食產熱效應，A是三百二十四大卡，B是一百八十六大卡。如果連續一週都採用相同的飲食，A就是兩千兩百六十八大卡，B是一千三百〇二大卡。假如持續一年的話，A就會是十一萬八千兩百六十大卡，B是六萬七千八百九十大卡，兩人的攝食產熱效應相差約五萬大卡。由於體脂肪是平均一公斤七千兩百大卡，因此**在總攝取熱量不變的情況下，只要增加蛋白質的比例，一年即可多消耗相當於七公斤體脂肪的熱量**。

——總而言之，攝食產熱效應就是說「**有一部分攝取的熱量會消耗掉**」對吧？所以像里肌肉、雞胸肉、青花菜等高蛋白的減肥食物，其實是有確切根據的囉！對了，那健身本身有減肥效果嗎？

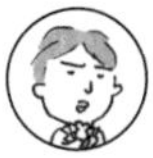

健身是運動，所以會消耗熱量，但消耗的熱量本身並不算太大。根據美國運動醫學會（ACSM）發表的官方見解，肌力訓練若從提高活動代謝等方面的意義來看，或許對體脂肪減少是有效果的，但單獨執行的臨床體脂肪減少效果卻很少。因此，與其單靠健身

## 1日攝取飲食中所含的熱量

A

蛋白質　200公克→200×4＝800大卡
碳水化合物　200公克→200×4＝800大卡
脂肪　45公克→45×9＝405大卡

**總計2005大卡**

B

蛋白質　50公克→50×4＝200大卡
碳水化合物　350公克→350×4＝1400大卡
脂肪　45公克→45×9＝405大卡

**總計2005大卡**

## 攝食產熱效應所消耗的熱量

※平均1日

A

蛋白質　800大卡×30%＝240大卡
碳水化合物　800大卡×7%＝56大卡
脂肪　405大卡×7%＝28.35大卡

**總計324大卡**

B

蛋白質　200大卡×30%＝60大卡
碳水化合物　1400大卡×7%＝98大卡
脂肪　405大卡×7%＝28.35大卡

**總計186大卡**

瘦身，不如適當結合一些有氧運動比較好。

——為了維持肌肉而健身，同時做有氧運動降低體脂肪，再利用高蛋白飲食的攝食產熱效應，就是最有效率的對吧？真是最佳的捷徑啊！

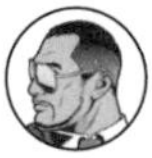

雖然很多人想要輕鬆瘦，但沒有一個減肥法是輕鬆的。最快的捷徑還是養成好好吃飯、運動、睡覺等建構人類基礎的生活習慣。其中**攝食產熱效應最接近作弊（耍詐）**，因為我們該做的只有刻意把飲食切換為以蛋白質為中心，之後身體就會在無意間擅自幫我們消耗掉多餘的熱量了。**而且高蛋白飲食也能夠幫助維持肌肉**，這種超值情報不用白不用啊。

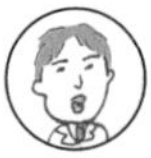

跟減肥法有關的資訊真的有很多都市傳說，例如從以前開始大家就說：「體重突然變輕的話，很容易復胖。」但根據二〇一六年刊載在期刊《肥胖》（*Obesity*）上的論文，「**飲**

**食限制後的體重增加，與體重減少的期間長短無關」。**

——也有人說瘦得太快不好，所以一直不減肥（笑）。

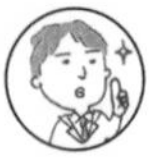

當然，過度飲食限制後的解放感，讓人**跑去大吃大喝或吃遍所有喜歡的食物，體重自然會增加**，因此這個部分要多克制一些。希望有更多人能夠以健康科學的觀點為前提，採用健全的減肥法！

# 實錄漫畫
# CASE3

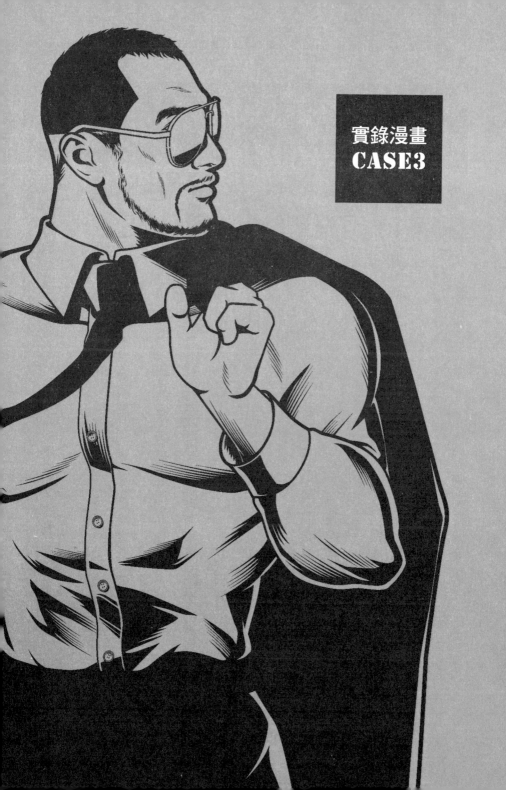

# 我如何克服飲食障礙

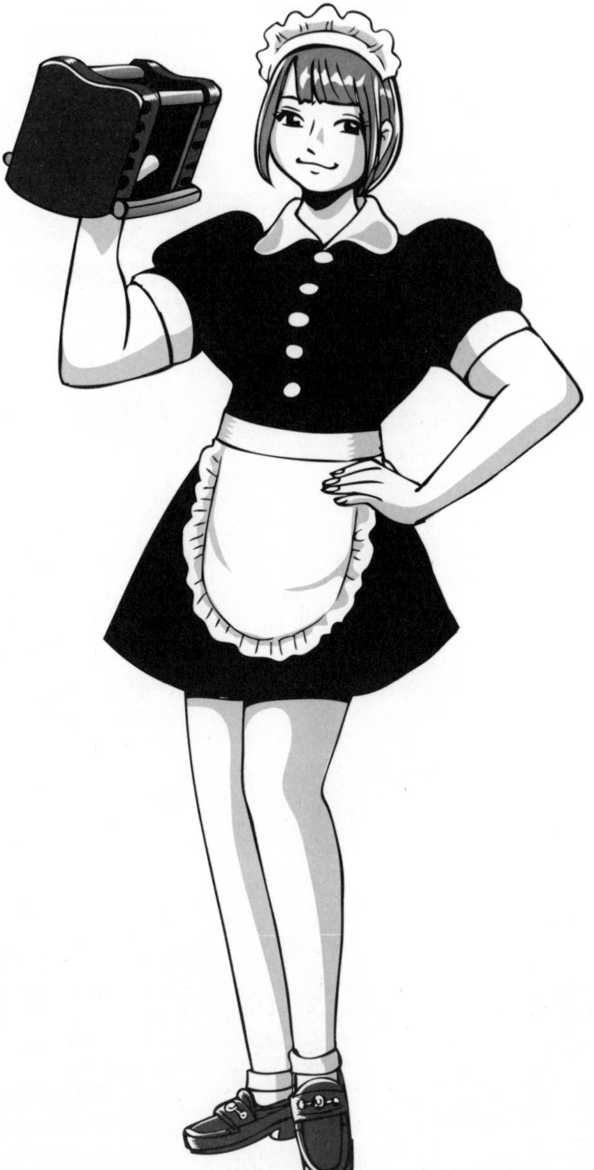

藝人兼健身教練
Meru小姐的案例

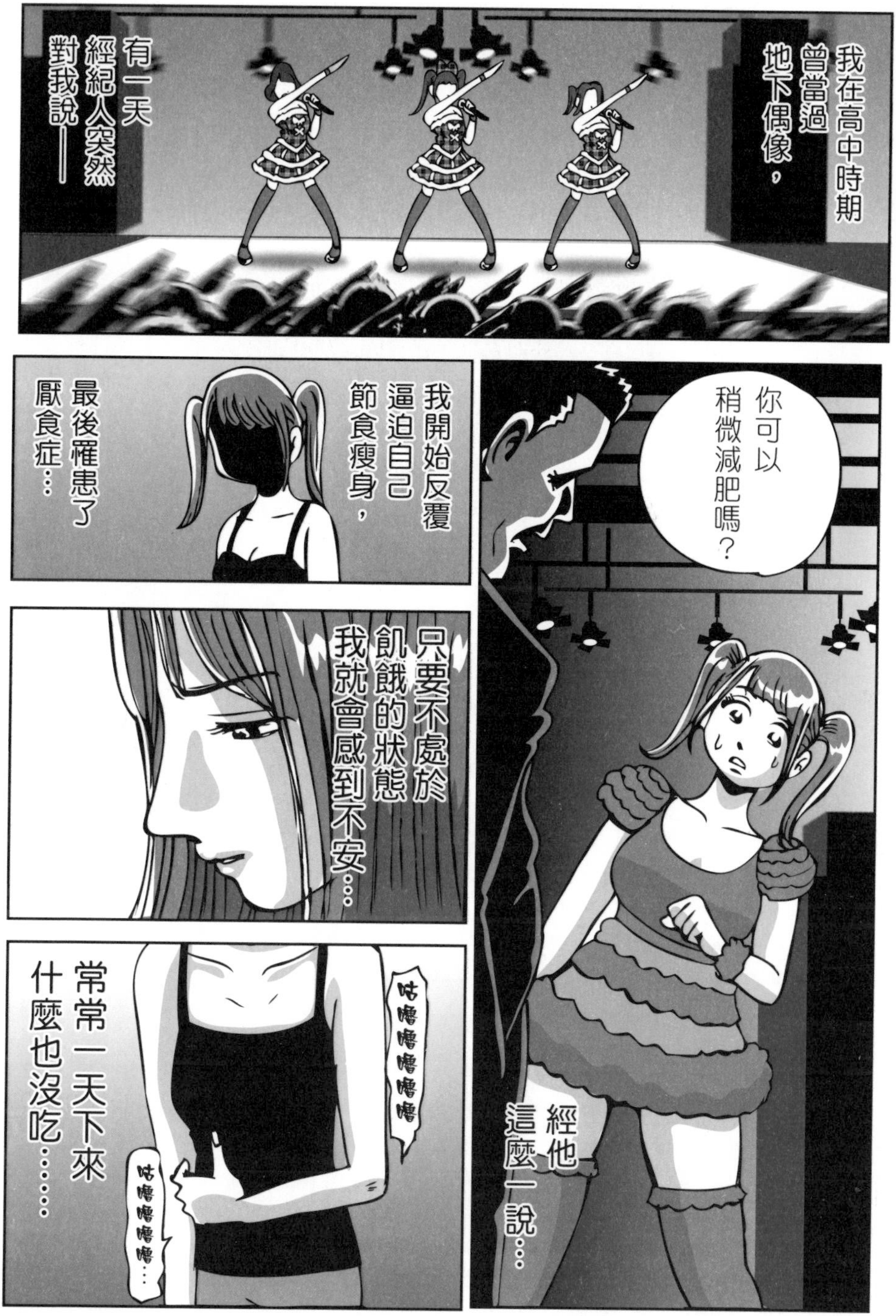

我在高中時期曾當過地下偶像，
有一天經紀人突然對我說——
你可以稍微減肥嗎？
經他這麼一說…
我開始反覆逼迫自己節食瘦身，
最後罹患了厭食症…
只要不處於飢餓的狀態我就會感到不安…
咕嚕嚕嚕嚕嚕
常常一天下來什麼也沒吃……
咕嚕嚕嚕嚕…

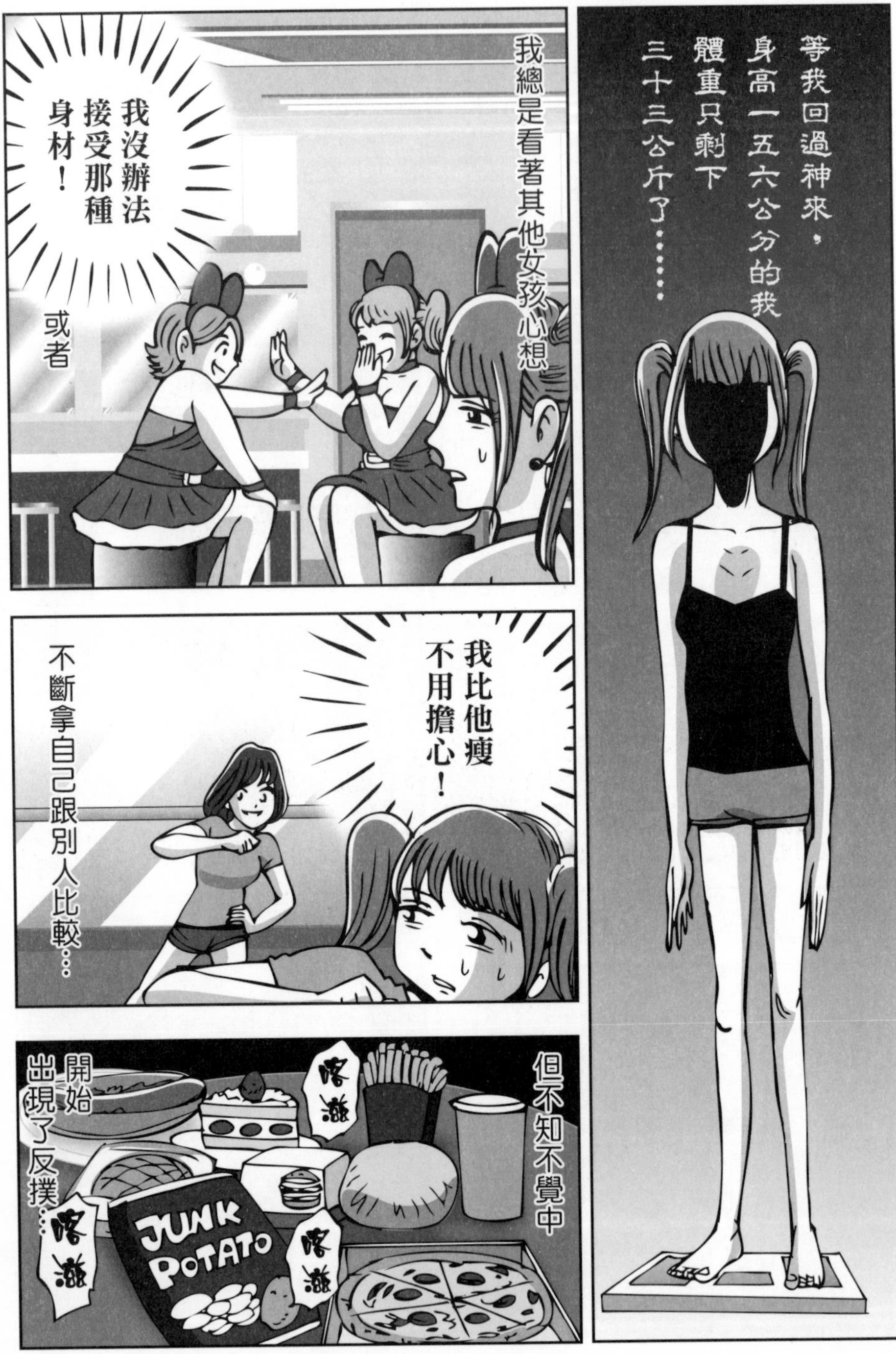
等我回過神來，
身高一五六公分的我
體重只剩下
三十三公斤了……
我總是看著其他女孩心想
我沒辦法接受那種身材！
或者
我比他瘦不用擔心！
不斷拿自己跟別人比較……
但不知不覺中
喀滋
開始出現了反撲……
喀滋
喀滋
喀滋
JUNK POTATO

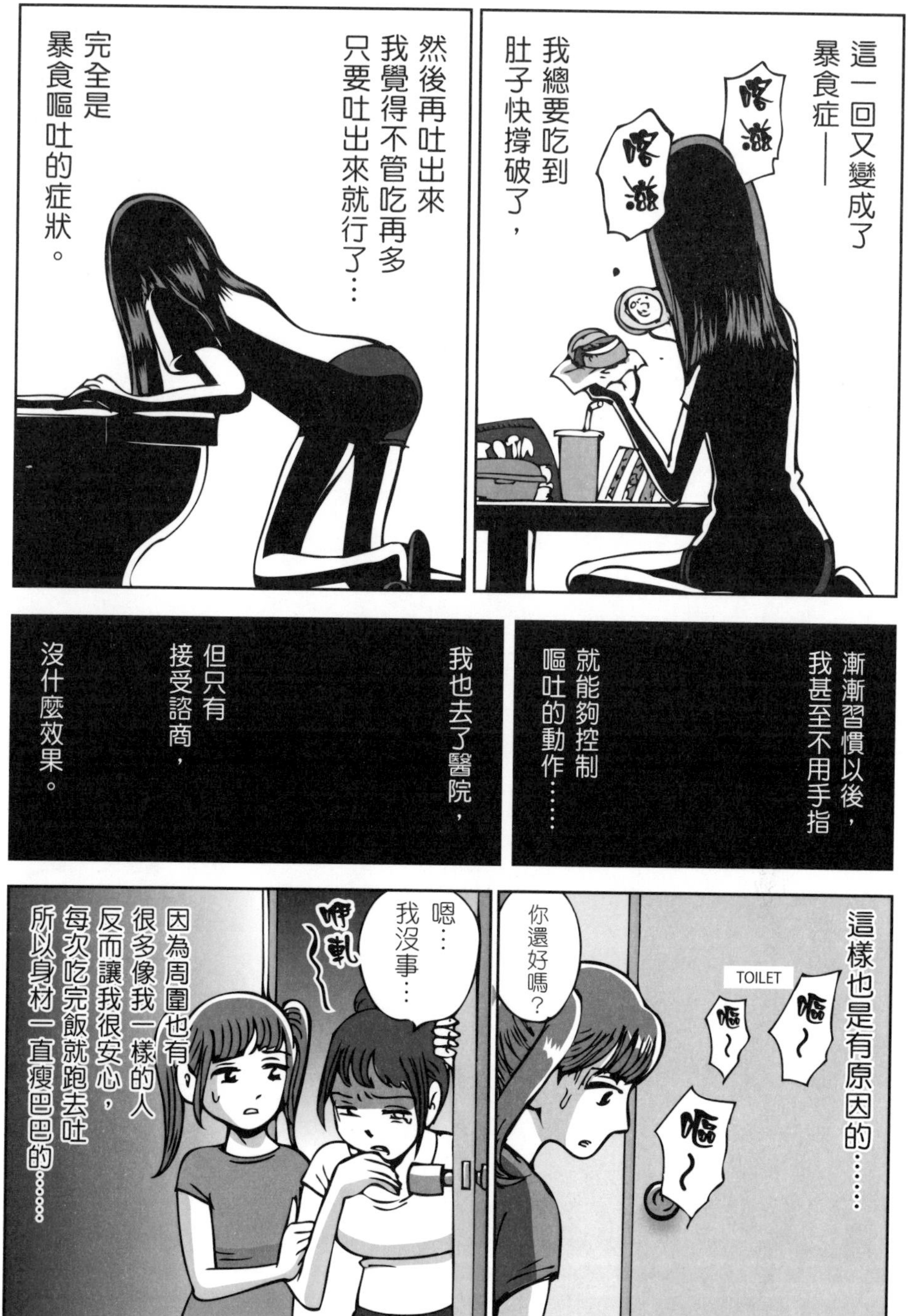
這一回又變成了暴食症——
喀滋
喀滋
我總要吃到肚子快撐破了，
然後再吐出來
我覺得不管吃再多只要吐出來就行了……
完全是暴食嘔吐的症狀。
漸漸習慣以後，我甚至不用手指
就能夠控制嘔吐的動作……
我也去了醫院，
但只有接受諮商，
沒什麼效果。
這樣也是有原因的……
TOILET
嘔～
嘔～
嘔～
你還好嗎？
嗯…我沒事…
咿軋～
因為周圍也有很多像我一樣的人反而讓我很安心，每次吃完飯就跑去吐所以身材一直瘦巴巴的……

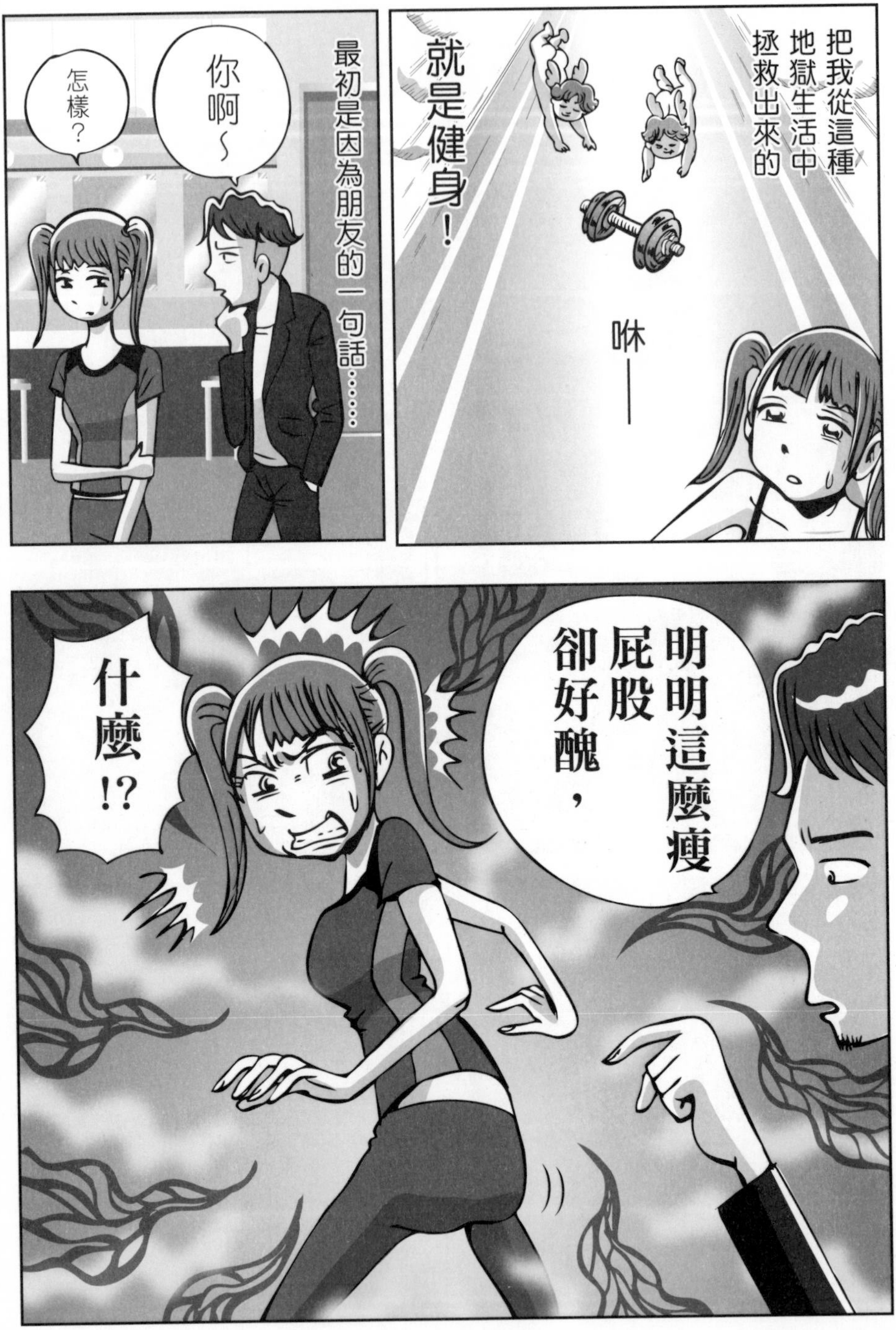
把我從這種地獄生活中拯救出來的
就是健身！
咻——
最初是因為朋友的一句話……
你啊～
怎樣？
明明這麼瘦屁股卻好醜，
什麼!?

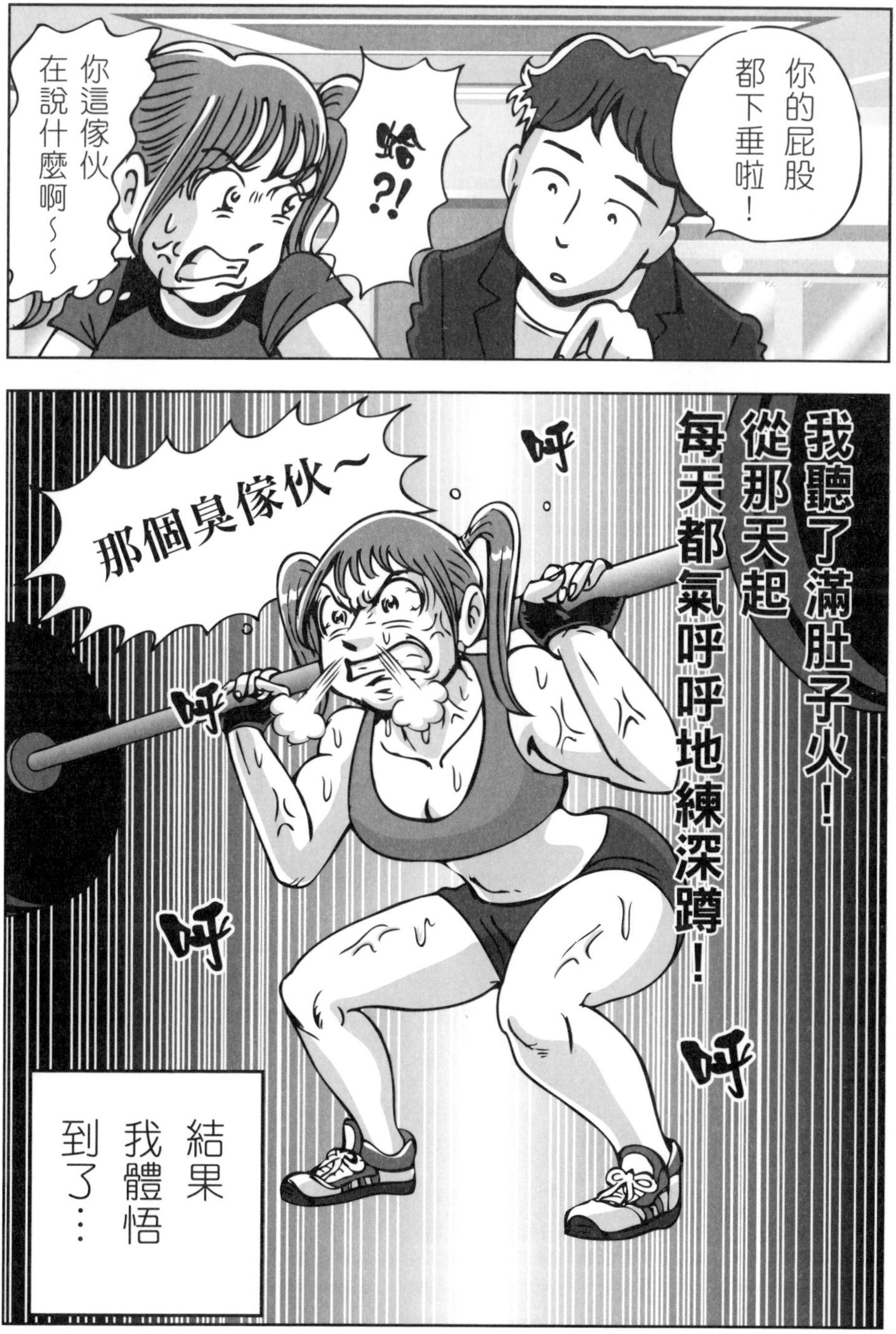
你的屁股都下垂啦！
蛤?!
你這傢伙在說什麼啊～～
我聽了滿肚子火！從那天起每天都氣呼呼地練深蹲！
呼
那個臭傢伙～
呼
呼
呼
結果我體悟到了…

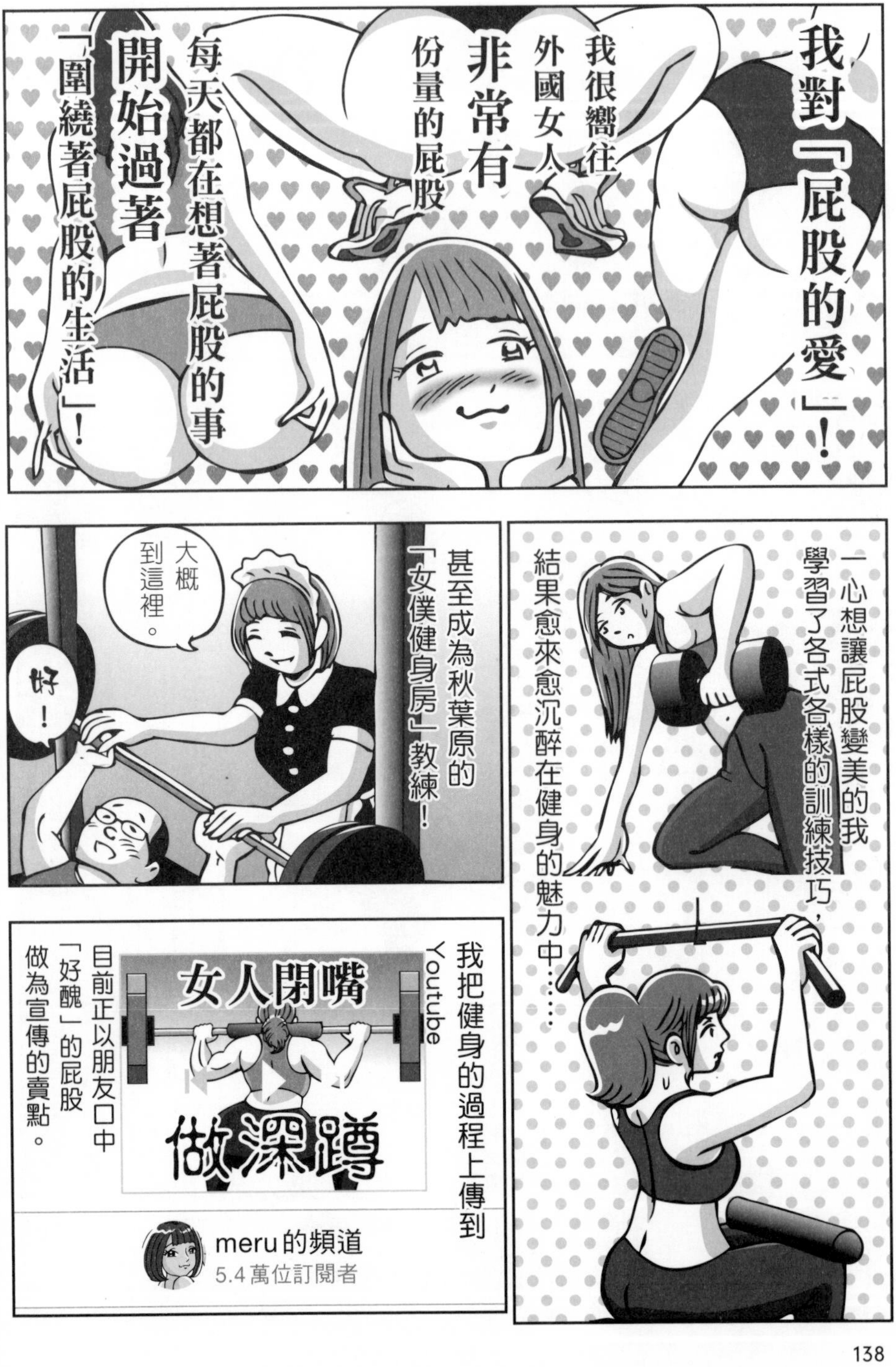
我對『屁股的愛』！
我很嚮往外國女人非常有份量的屁股
每天都在想著屁股的事
開始過著「圍繞著屁股的生活」！
一心想讓屁股變美的我學習了各式各樣的訓練技巧，
結果愈來愈沉醉在健身的魅力中……
甚至成為秋葉原的「女僕健身房」教練！
大概到這裡。
好！
我把健身的過程上傳到Youtube
目前正以朋友口中「好醜」的屁股做為宣傳的賣點。
女人閉嘴
做深蹲
meru的頻道
5.4萬位訂閱者

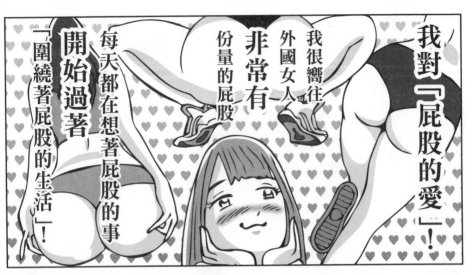

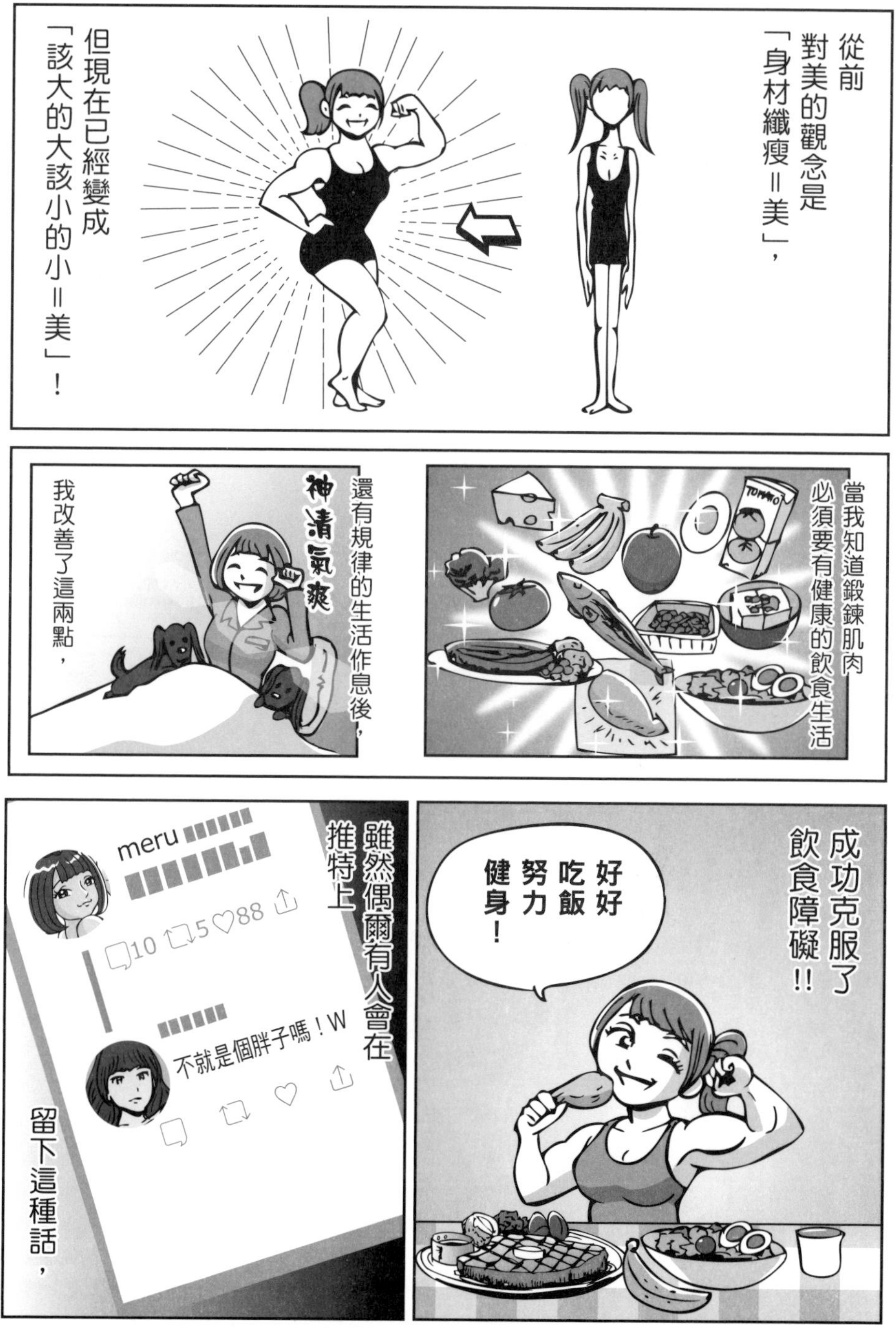

從前
對美的觀念是
「身材纖瘦＝美」，
但現在已經變成
「該大的大該小的小＝美」！
當我知道鍛鍊肌肉
必須要有健康的飲食生活
TOMATO
還有規律的生活作息後，
神清氣爽
我改善了這兩點，
成功克服了
飲食障礙!!
好好
吃飯
努力
健身！
雖然偶爾有人會在
推特上
meru
10
5
88
不就是個胖子嗎！W
留下這種話，

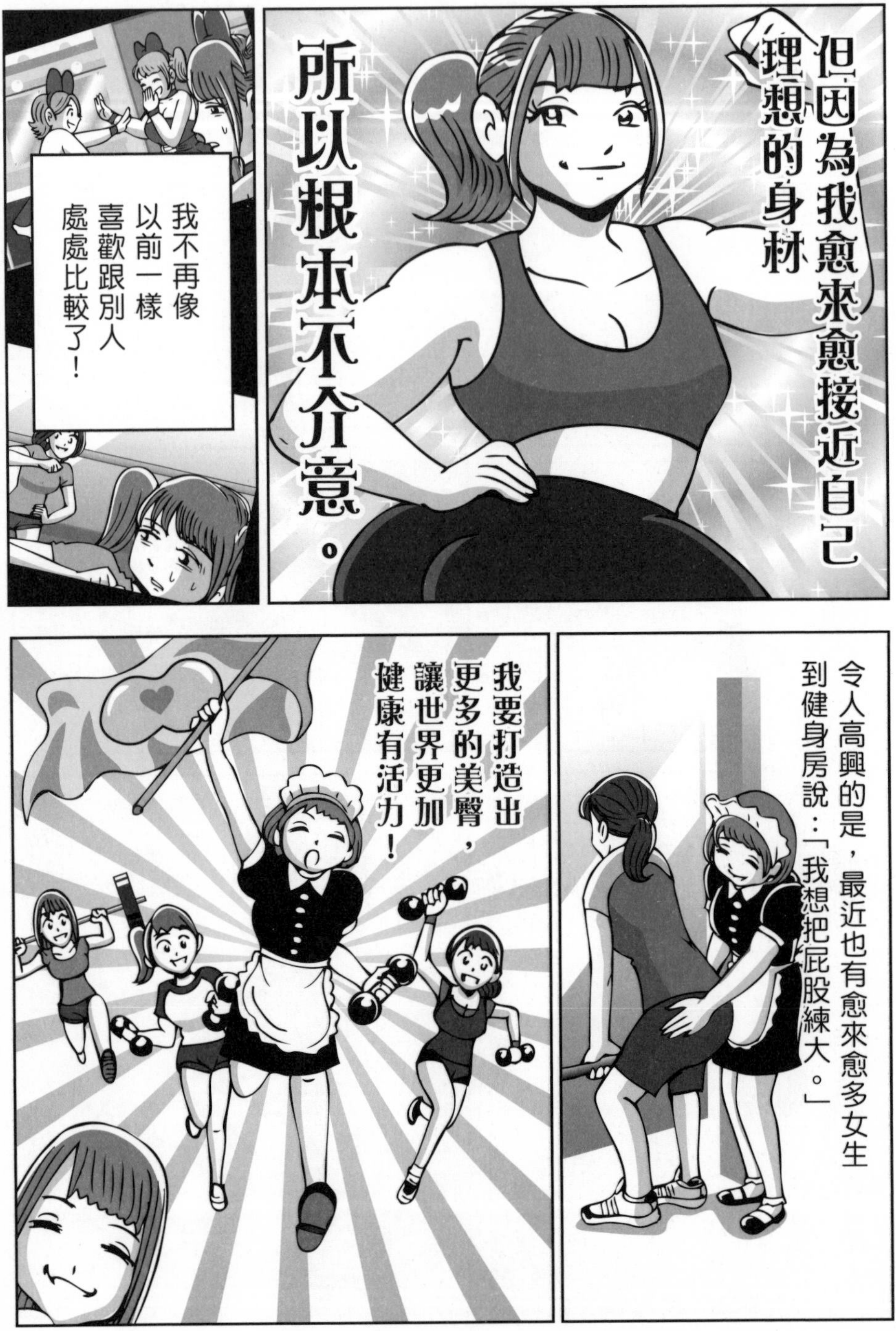
但因為我愈來愈接近自己理想的身材
所以根本不介意。
我不再像以前一樣喜歡跟別人處處比較了！
令人高興的是，最近也有愈來愈多女生到健身房說：「我想把屁股練大。」
我要打造出更多的美臀，讓世界更加健康有活力！

# 第6章 想長命百歲的話，請開始健身

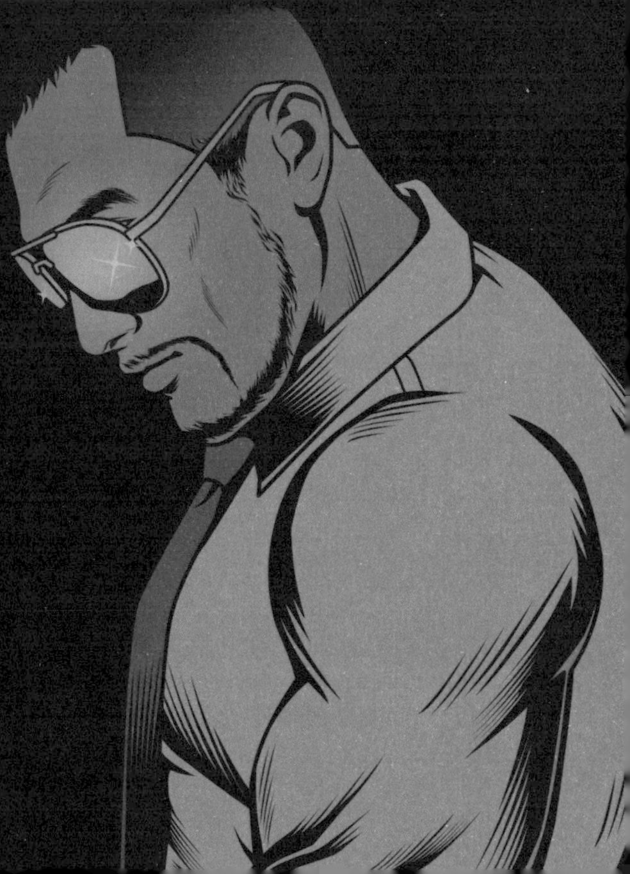

# 健身改善社會問題的四大驚人效果

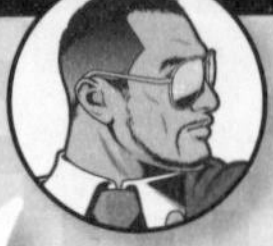

①**醫療費用問題**　健身→生活習慣病（文明病）的改善→醫療費用削減；②**照護問題**　健身→健康壽命延長→照護需求減少；③**少子化**　健身→性感的男人與翹臀女性增加（翹臀可以靠健身打造）→戀愛市場活絡→結婚→生子♡④**經濟活絡**　健身→睪固酮值UP→活力幹勁提高→生產力提高

# 健身是<br>優秀的預防醫學

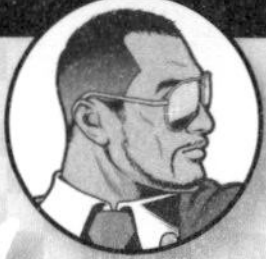

健身是最優秀的預防醫學行為之一，**即使說健身能用來「保護等值數億現金的身體與健康資產」，是預防生活習慣病或老化等最有效的保險也不為過。**健身不僅是最強的保險，還能讓男男女女都變得性感迷人，盡情謳歌人生。而且做起來超有趣的。不健身可是你的損失。

# 減少睡眠＝減少壽命

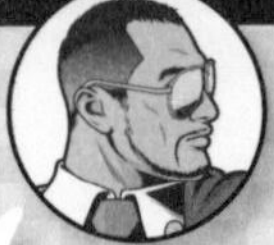

各位！你們有在睡覺嗎！睡眠真的很重要，甚至要有**減少睡眠＝減少壽命**的認知喔。睡眠的好處包括調整自律神經與荷爾蒙平衡，或是提升免疫力等等，真要舉例可是沒完沒了，一旦睡眠不足就會使一切失衡。**睡眠是性價比最高的自我投資。**來睡覺吧！晚安囉！

# 大口吃肉、大口喝酒、瘋狂健身

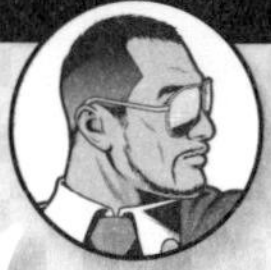

覺得「快受不了」的時候，我推薦各位瘋狂健身。一來不花錢，**二來對健康也無害，喔不，根本就超健康啊，**而且不用兩個小時就會累到爆炸，因此也不花時間，還有流汗以後會超級痛快，晚上精疲力盡也沒空胡思亂想，可以一覺到天亮。總而言之就是無敵啊。

大口吃肉、大口喝酒、瘋狂健身。

# 現在立刻加入健身保險吧！

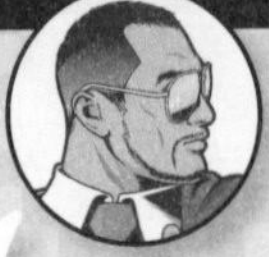

健身是預防醫學。有一種情況是，罹患生活習慣病以後，身體沒辦法隨心所欲地完成訓練；也有另一種情況是，罹患憂鬱症以後，連健身的力氣也沒有。所以才叫你要現在立刻開始健身。健身能確實降低罹患生活習慣病或憂鬱症的風險。**你不會等到罹癌了才買保險吧？**同樣的道理，Let's start 健身 now！

# 快感冒時 就努力深蹲

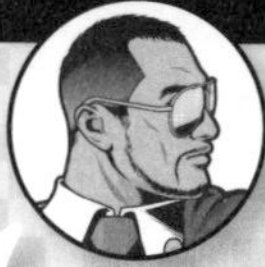

把身體搞差的人，代表你不夠有朝氣，而這就是你活得又廢又懶的證據。你是個失格的社會人士，真是太丟臉了，**因為沒朝氣，所以才生病**。你瞧我，因為感覺快感冒了，就朝氣勃勃地想靠深蹲把感冒逼走，結果做完深蹲回家以後，現在感冒自然而然地惡化了，只能癱死在床上。**明天請假不去上班了。**

Q

健身可以延年益壽？

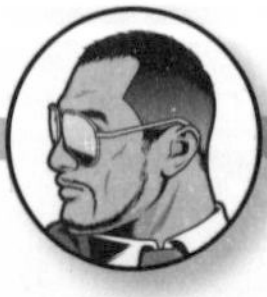

A

有健身習慣的人，死亡率較低

——我們已經知道，只要採行以健身為中心的生活，就會改善心理與生活節奏，打造出帥氣的體態，並提高生活品質。除此之外，健身等運動習慣也具有預防醫學上的好處對吧？請告訴我們健身與健康之間的關係。

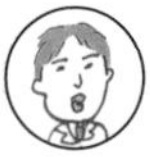

首先，「健身對整體健康會帶來正面影響」這個大前提，基本上在科學研究領域的看法是一致的。因此，很多人都在針對「健身為什麼有益健康？」、「其中的機制是什麼？」等進行基礎性的研究。例如，在藥理學方法或營養學方法的前提下，**採取高強度（大重量）訓練的話**，會出現**骨密度增加**的現象，這是因為結構性運動（特別是從頭到腳都能感覺到重量的運動，例如深蹲或肩上推舉等）會刺激骨骼，促進骨骼形成的機制所致。

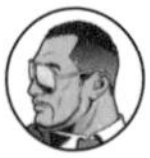

前面在抗老化的部分也有提到，健身對於延長中高齡者的健康壽命大有貢獻，如果從國家的角度宏觀來看的話，削減醫療費用、解決照護問題、增加勞動人口、增加消費等等，**國家面對的嚴重問題可以一舉解決**，並不是在開玩笑。說認真的，日本作為課題先進國（亦即少子高齡化、溫室效應、通貨緊縮等現代日本面臨的課題，是中國、印度等新興

國家遲早會面臨的問題，而日本正領先世界各國摸索解決這些課題的方法的概念），能夠在預算之內執行的國策，**我想不到比「國民義務重訓」更好的**。當健身成為國策以後，日本得救的日子就不遠了。這是一億人的健身時代。

——原來如此！的確，很多沒有運動習慣的中高齡者一旦身體不適前往醫院，醫生似乎就會建議他們多走路，並且開始健身。正如泰史特龍先生所說的，如果能在不得不去醫院之前先養成健身習慣，從預防醫學的觀點向國民推廣健身的話，對國家會帶來很大的好處吧。

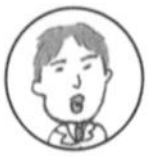

是的，關於肌力訓練或有氧等運動與健康或長壽的關係，相關研究已經相當有進展了，以數千、數萬人的龐大團體為對象，調查與某種疾病關聯的「疫學研究」也如火如荼在進行當中。這次我想從這些規模龐大的疫學研究當中，介紹幾個從某個特定期間開始，持續追蹤到數年、甚至數十年後，調查因果關係的「前瞻性研究」（世代研究）。

——你的意思是說有人專門研究「健身與疾病」的關聯嗎？

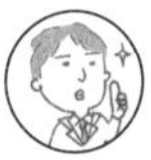

沒錯。Stamatakis等人（二〇一七）曾以八萬人為對象，調查由各種疾病所造成的死亡率與健身之間的關聯。結果發現，**每週肌力訓練兩次以上的人，與沒訓練的人相比之下，癌症相關死亡率大約低了三〇%**。這裡令人意外的是，單做有氧運動的癌症相關死亡率並沒有比較低。除此之外，與包含非癌症疾病在內的總死亡率之間也有明顯的關聯，平常有健身的人早逝的機率據說低了二三%。

——哇！八萬人是規模非常龐大的研究耶。簡而言之，平常有健身的人因為癌症死亡的機率，低於平時只有跑步的人對吧？而且不僅是癌症而已，還不用那麼擔心自己會英年早逝了。

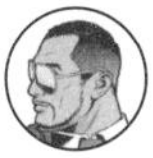

「只有運動員才健身、只有想鍛鍊肌肉的人才健身」這樣的時代即將結束。就像「跑步」這種運動可以分成不同強度的快走、慢跑與快跑一樣，沒有必要每個人都做超高強度的健身。**一般人就做一般強度的健身，運動員做運動員強度的健身，想鍛鍊肌肉的人做鍛**

**鍊肌肉強度的健身即可**。作為預防醫學或健康管理的一環，我希望「健身」可以更加廣為人知。

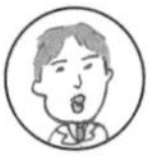

此外，從這項研究中也可知①即使是徒手健身，也可以期待達到與機械訓練一樣的效果（死亡率降低）；②遵循ＷＨＯ（世界衛生組織）的訓練指引做健身，可望降低癌症相關的死亡率，但有氧運動相關的ＷＨＯ指引並不能降低死亡率；③**結合健身與有氧運動，可以期待更大幅度的死亡率降低**。

——徒手健身是ＯＫ的，但只有跑步就沒有效果。如果結合健身與跑步的話，效果就會更好囉！對了，ＷＨＯ的指引大概到什麼程度呢？

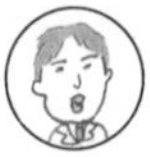

肌力訓練的部分，以十八到六十四歲來說，建議每週從事一百五十分鐘以上的中強度身體活動，高強度身體活動的話則是七十五分鐘以上。至於所謂的有氧運動，一次平均建議做十分鐘以上，中強度的話每週三百分鐘以上，高強度的話則是一百五十分鐘以上。

——如果是輕度的慢跑或馬拉松，每週要跑三百分鐘以上，那就必須跑五小時才行了！**這個標準其實還蠻高的耶……**相較之下，高強度肌力訓練只要做七十五分鐘就好了。比起中強度的有氧運動，只需要二分之一的時間。就像前一章也提到過的，可以理解為什麼忙碌的商務人士會選擇健身了。

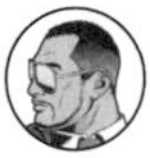

就是說啊，健身超有效率的喔。畢竟像我這種全世界飛來飛去、一刻不得閒的國際超級商務菁英，每分每秒都非常寶貴，根本擠不出多少時間來運動。順便告訴你，像我這種國際超級商務菁英，健身的時間是**一週八百分鐘！**

——**那不就快要等於輕度有氧三倍的時間了嗎**（笑）。

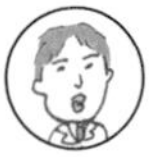

關於肌力與死亡率的關聯，這裡再補充一點。根據二〇〇八年 Ruiz 等人針對約八千名二十歲到八十二歲男性進行的研究顯示，**肌力水準較高者（上肢的肌力以機械式的臥推**

**來測量，下肢的肌力以腿部推舉來測量）的死亡率，比肌力水準較低者低了二〇至三〇%。**我們可以很簡單地推測，這是因為健身能增加肌肉量與肌力，並減去有健康風險的多餘體脂肪，同時健身也有可能在開始注重飲食或身體活動量提升等方面，發揮附加效果。相信應該是在多種因素的作用下，大幅降低了死亡率吧。

這就是健身最棒的地方，如果想讓肌力訓練效果最大化，生活節奏自然而然會改善。因為充分的營養補給與睡眠對肌肉的成長是不可或缺的。大家都知道，營養與睡眠跟荷爾蒙分泌、自律神經調整、免疫力提升等許多人類維持健康所需的重要因素有關。**如果順從「想鍛鍊肌肉！」的欲望去生活，自然會養成更健康的生活習慣。連生活習慣都能一併矯正的興趣，沒有比健身更好的選擇吧？**健身真的是最棒的。

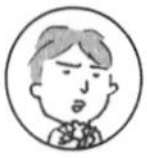

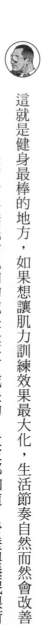

關於死亡率的調查有很多種，根據身高與體重的關聯計算出來的ＢＭＩ（身體質量指數）相關調查也很多。ＢＭＩ雖然是用來衡量肥胖程度的，但並沒有考慮到體脂肪率，因此在健身圈裡評價並不好。因為假設一個體脂肪率五％的肌肉男，如果體重很重的話，在ＢＭＩ中就會被分類為「肥胖體型」。不過也不能因此就輕視ＢＭＩ，若從一篇統計四十六組以東亞各國為對象的研究，並刊登在醫學期刊《刺胳針》(*The Lancet*)上的論文圖表來解釋，**ＢＭＩ每提高五，死亡率就會上升約一〇%**。

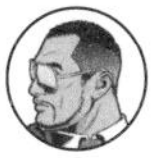

我對於ＢＭＩ是抱持反對態度。不是因為個人理由，而是有很明確的原因。請聽我說。大概是五或六年前吧，我在公司的健康檢查中，因為ＢＭＩ的數值而被判定為「肥胖」。當我拿到健康檢查表時，女醫生對我說：「你已經到肥胖程度了，請注意你的生活習慣喔。」由於那位女醫生是我的天菜，因此我很想在她面前耍帥，就堅持：「我不是肥胖！這是肌肉！我沒騙你！」結果她一邊苦笑一邊冷冷地看著我。**那種眼神完全就把我當怪咖**。如果不是因為那件事，我那天晚上早就跟女醫生出去吃飯了，絕對不會錯的。ＢＭＩ真是不可饒恕。

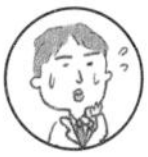

這根本就只是你個人的理由嘛（笑）。**況且也沒有科學證據能夠證明，沒有那件事的話，你就能跟人家去吃晚餐。**

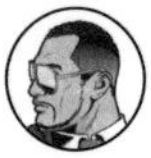

吵死了！愛情是無法用科學來衡量的！

——……（笑）。離題了，還是言歸正傳吧。就算先不管那個根深蒂固的BMI問題，**其實我們不僅可以說：「想死不如健身。」好像也可以說：「不想死的話不如健身。」對吧？**話說，除了有致命性的嚴重疾病，健身對其他疾病也有效果嗎？比方說像生活習慣病又如何呢？

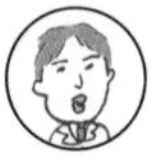

根據Strasser等人（二〇一三）刊載於期刊《國際生物醫學研究》（*BioMed Research International*）上的論文指出，**肌力訓練有可能可以預防由葡萄糖運輸蛋白GLUT4促使糖分吸收所造成的第二型糖尿病（占整體糖尿病的九〇%以上，主要肇因於生活習慣不佳的糖尿病）**。另外，根據Eves等人（二〇〇六）刊載於期刊《糖尿病護理》（*Diabetes Care*）上的論文，肌力訓練不僅可以預防別章曾提到的肌少症，還能夠改善血糖控制或胰島素敏感性，因此也可以推薦給第二型糖尿病患者。

——畢竟糖尿病很可怕，有併發症的風險……。雖說要為了將來的健康風險好好吃飯、規律生活是一件很難的事，但**如果是為了自己有興趣的健身、為了鍛鍊肌肉，感覺好像可以做到了！**

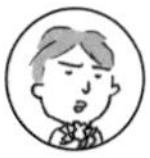

還有一件事情也希望各位留意，就是前述的 Eve 等人也指出：「幾乎所有的先行研究都是在專家的監督下執行，訓練時必須使用專門的器材或具備一定程度的運動知識。」換句話說，這裡想表達的就是，**如果要充分享受到健身的好處，應該要具備正確的知識與環境**之意。推廣知識並打造出那樣的環境，或許就是我們的工作之一吧。

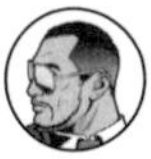

**讓全人類都理解正確的健身知識，並打造出能夠輕易投入健身的環境，就是我人生的終極目標**。在不久的將來，我絕對會打造出超級便宜又方便的**健身基礎設施**給你們看。敬愛的政府，還有體育廳，展開行動吧。我隨時都願意提供協助。

——如果能把健身這項超棒的習慣推廣到全人類都能共享，而不是只由部分愛好者所獨占的話，那就再好不過了。

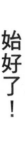

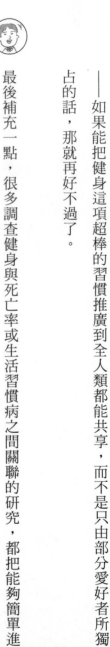

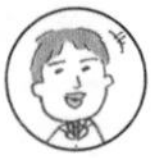

最後補充一點，很多調查健身與死亡率或生活習慣病之間關聯的研究，都把能夠簡單進行調查的握力定義為「肌力」。順帶一提，目前已有許多研究指出，**握力與全身的肌力也有相關性**，因此跟人握手的時候，說不定就能夠大概掌握對方的肌力喔。

——泰史特龍先生，請跟我握手！

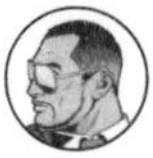

不要用握力這種東西來判斷我的肌力！看看我這一身肌肉吧！**就先從腿後肌開始好了！**

——這個人真難懂啊……。

# 實錄漫畫
# CASE4

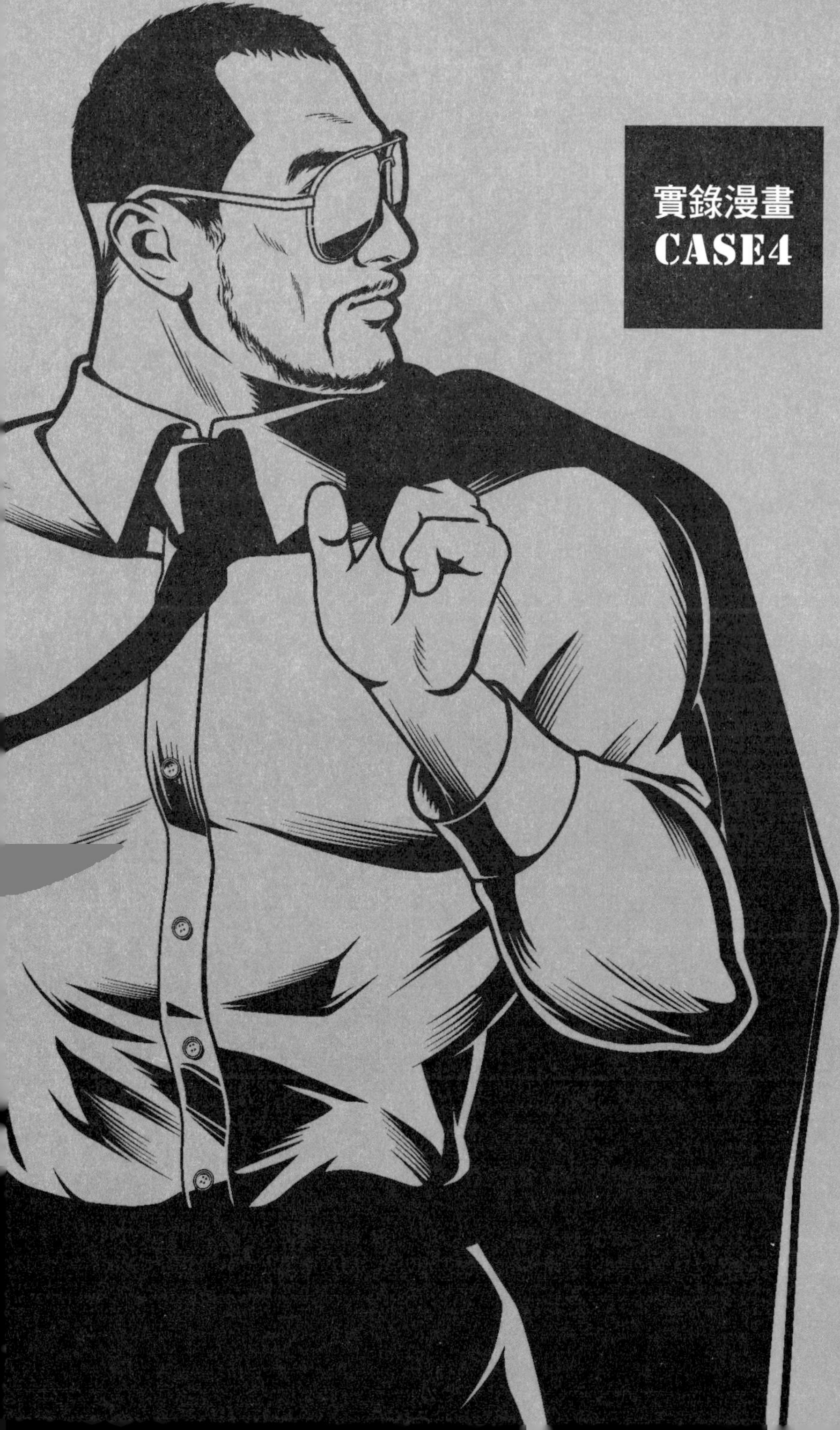

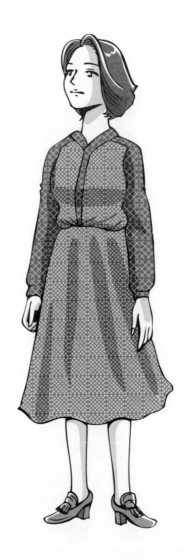

# 健身改變了整天鬱鬱寡歡的我

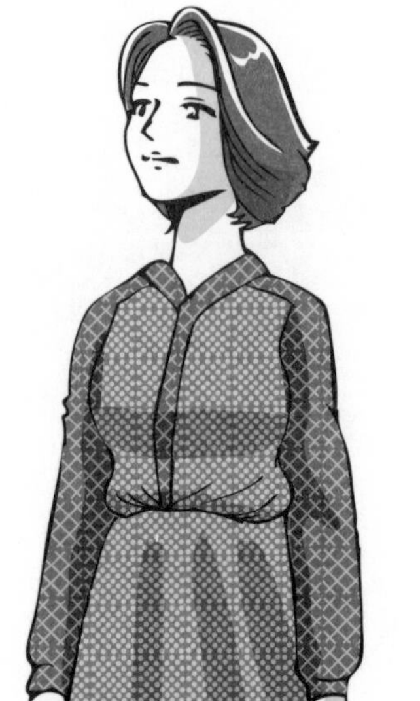

作家
岡映里的案例

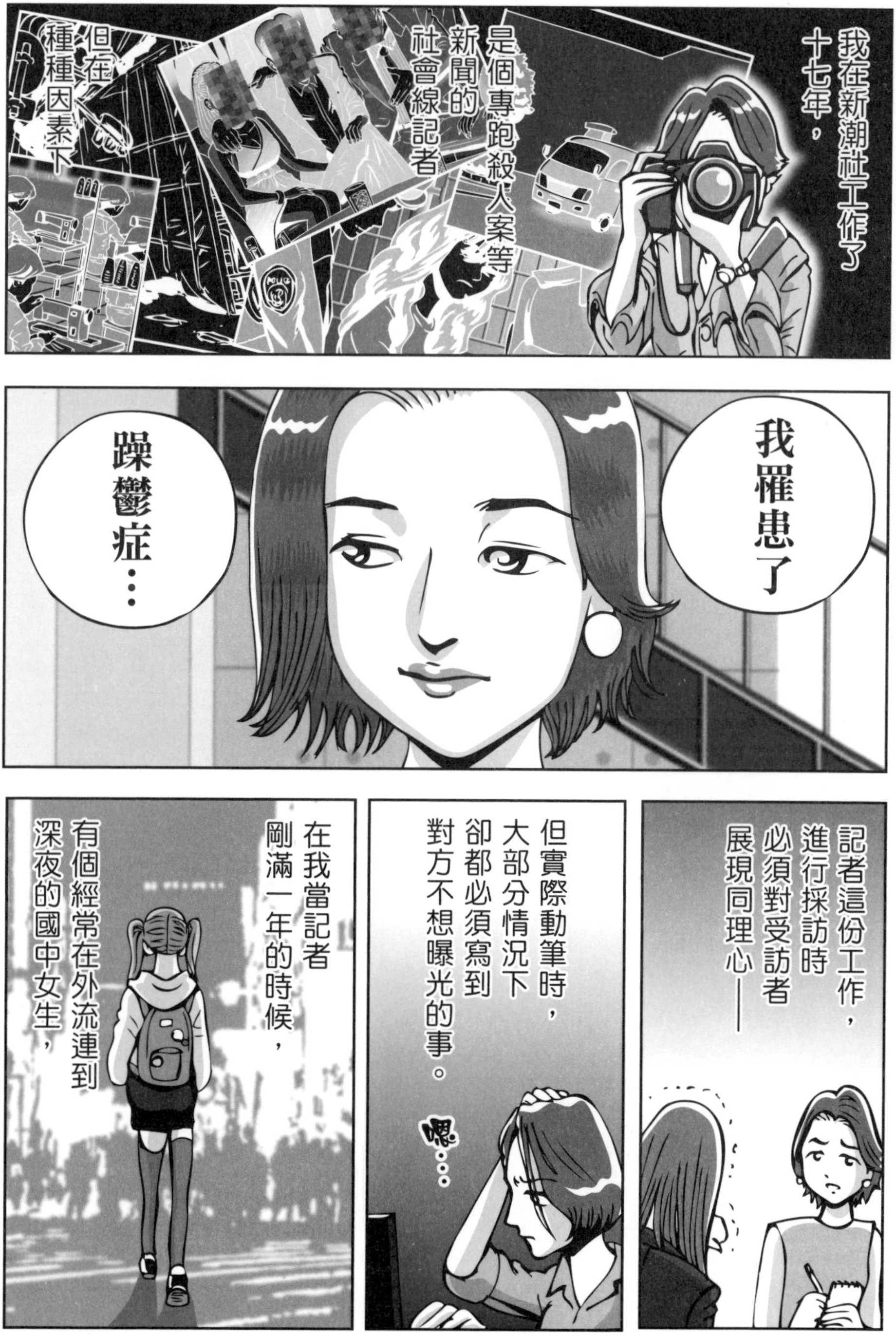
我在新潮社工作了十七年，
是個專跑殺人案等新聞的社會線記者
但在種種因素下
我罹患了
躁鬱症…
記者這份工作，進行採訪時必須對受訪者展現同理心——
但實際動筆時，大部分情況下卻都必須寫到對方不想曝光的事。
嗯…
在我當記者剛滿一年的時候，
有個經常在外流連到深夜的國中女生，

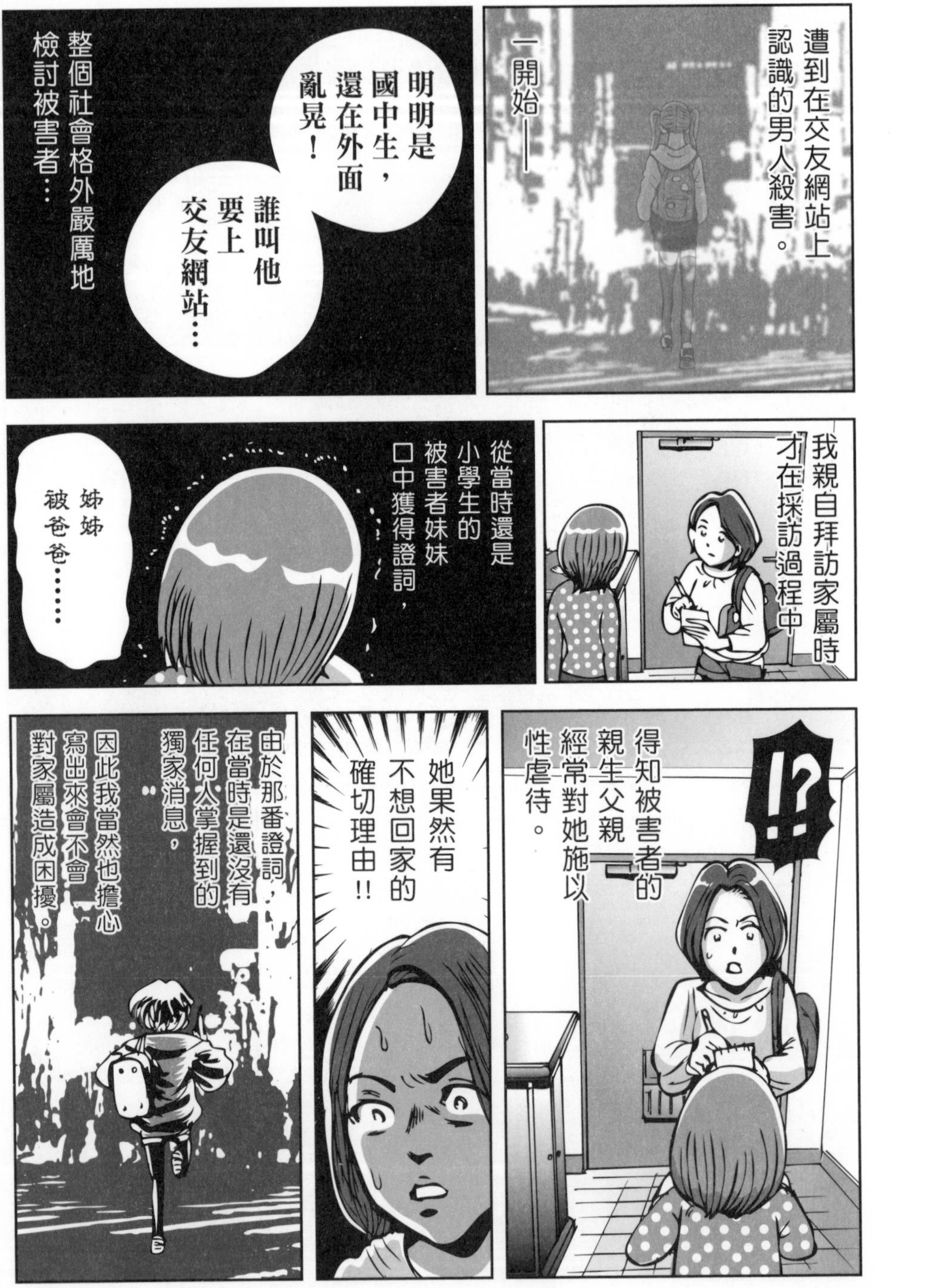
遭到在交友網站上認識的男人殺害。
一開始——
明明是國中生，還在外面亂晃！
誰叫他要上交友網站……
整個社會格外嚴厲地檢討被害者……
我親自拜訪家屬時才在採訪過程中
從當時還是小學生的被害者妹妹口中獲得證詞，
姊姊被爸爸……
!?
得知被害者的親生父親經常對她施以性虐待。
她果然有不想回家的確切理由!!
由於那番證詞，在當時是還沒有任何人掌握到的獨家消息，
因此我當然也擔心寫出來會不會對家屬造成困擾。

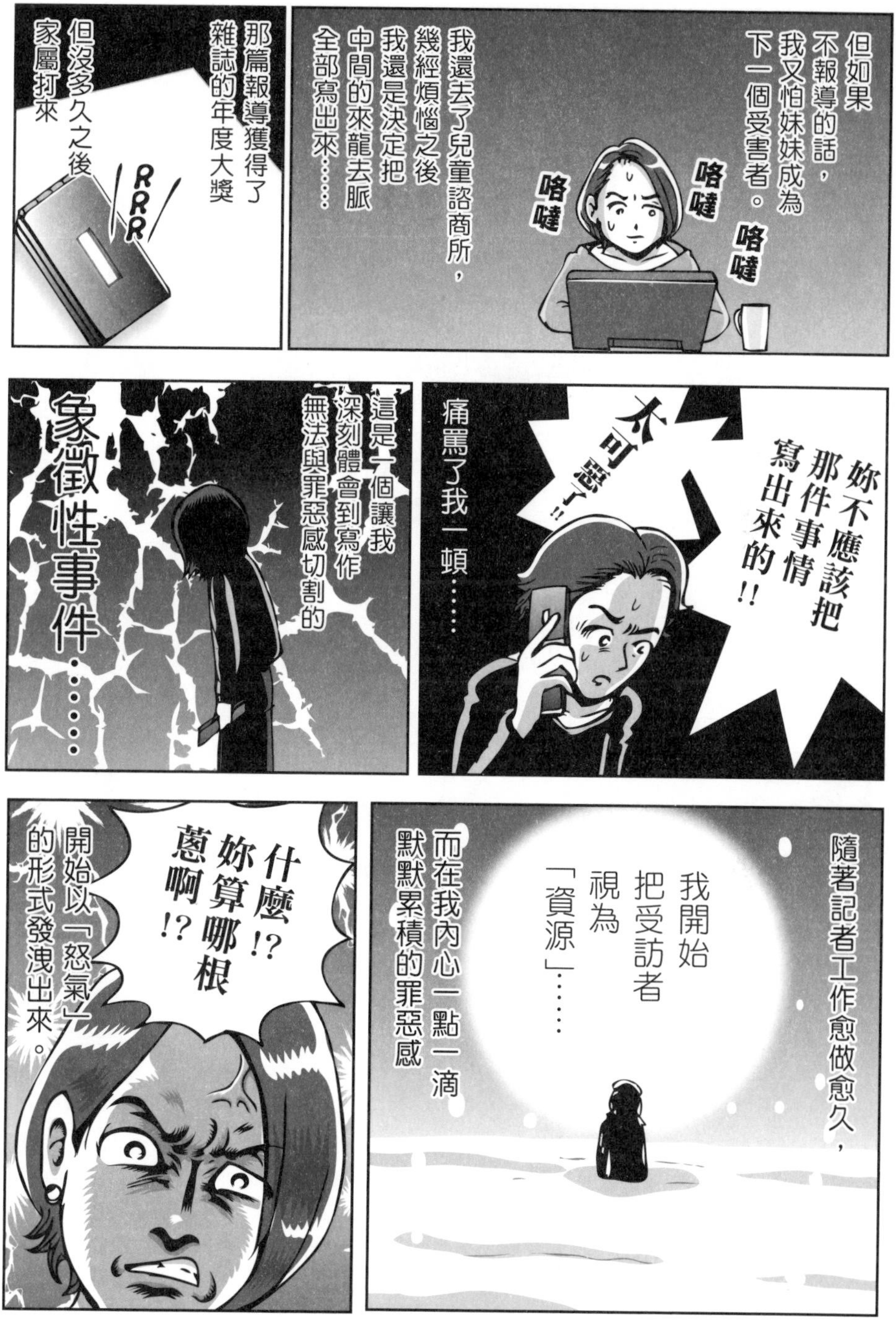

但如果不報導的話，我又怕妹妹成為下一個受害者。
喀噠
喀噠
喀噠
我還去了兒童諮商所，幾經煩惱之後我還是決定把中間的來龍去脈全部寫出來……
那篇報導獲得了雜誌的年度大獎
但沒多久之後家屬打來
RRR
妳不應該把那件事情寫出來的!!
太可惡了!!
痛罵了我一頓……
這是一個讓我深刻體會到寫作無法與罪惡感切割的
象徵性事件……
隨著記者工作愈做愈久，
我開始把受訪者視為「資源」……
而在我內心一點一滴默默累積的罪惡感
什麼!? 妳算哪根蔥啊!?
開始以「怒氣」的形式發洩出來。

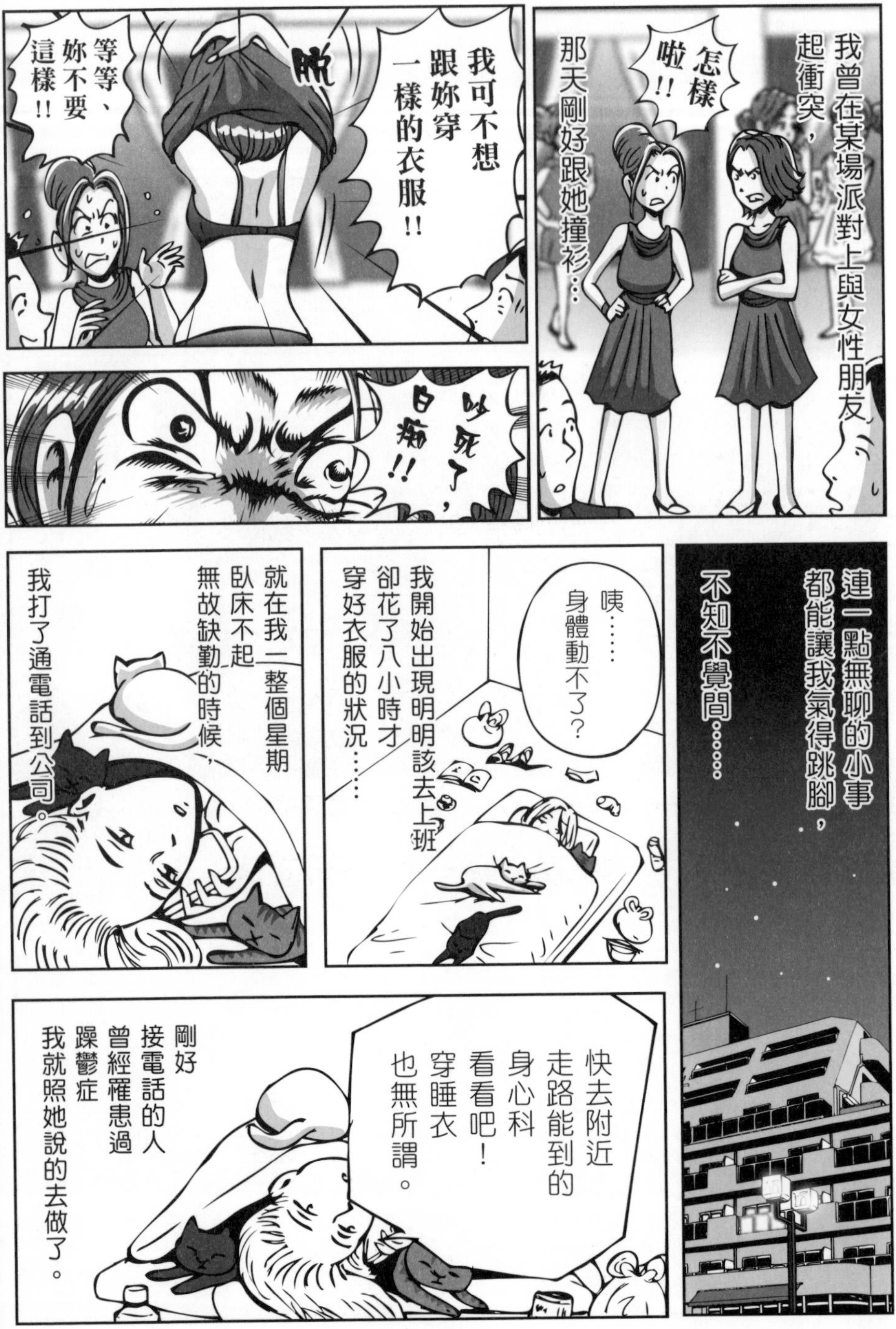

我曾在某場派對上與女性朋友起衝突，
怎樣啦!!
那天剛好跟她撞衫…
我可不想跟妳穿一樣的衣服!!
脫
等等、妳不要這樣!!
吵死了，白痴!!
連一點無聊的小事都能讓我氣得跳腳，
不知不覺間……
咦……身體動不了？
我開始出現明明該去上班卻花了八小時才穿好衣服的狀況……
就在我一整個星期臥床不起無故缺勤的時候，
我打了通電話到公司。
快去附近走路能到的身心科看看吧！穿睡衣也無所謂。
剛好接電話的人曾經罹患過躁鬱症我就照她說的去做了。

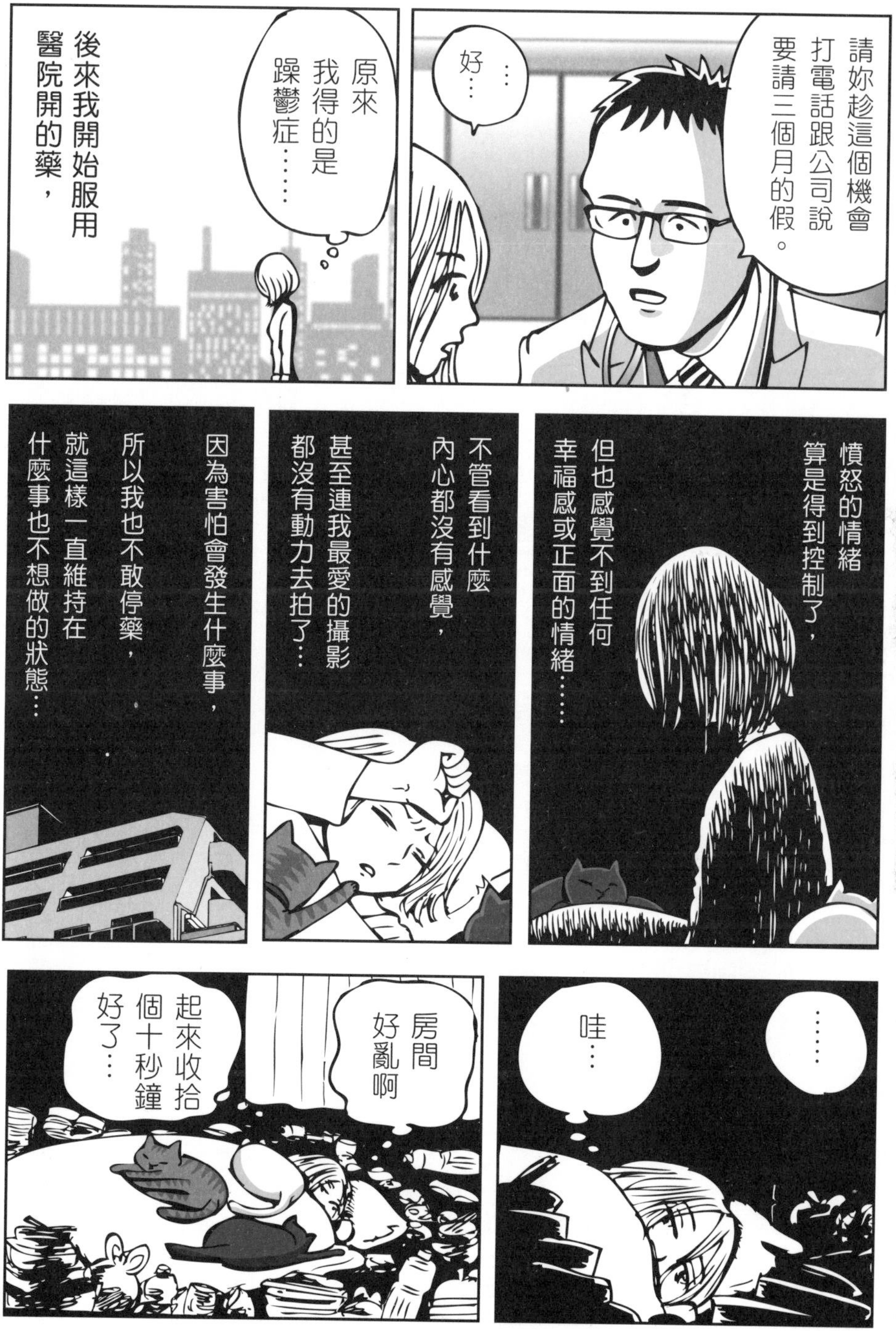
請妳趁這個機會打電話跟公司說要請三個月的假。
……好……
原來我得的是躁鬱症……
後來我開始服用醫院開的藥，
憤怒的情緒算是得到控制了，
但也感覺不到任何幸福感或正面的情緒……
不管看到什麼內心都沒有感覺，
甚至連我最愛的攝影都沒有動力去拍了…
因為害怕會發生什麼事，
所以我也不敢停藥，
就這樣一直維持在什麼事也不想做的狀態…
……
哇…
房間好亂啊
起來收拾個十秒鐘好了…

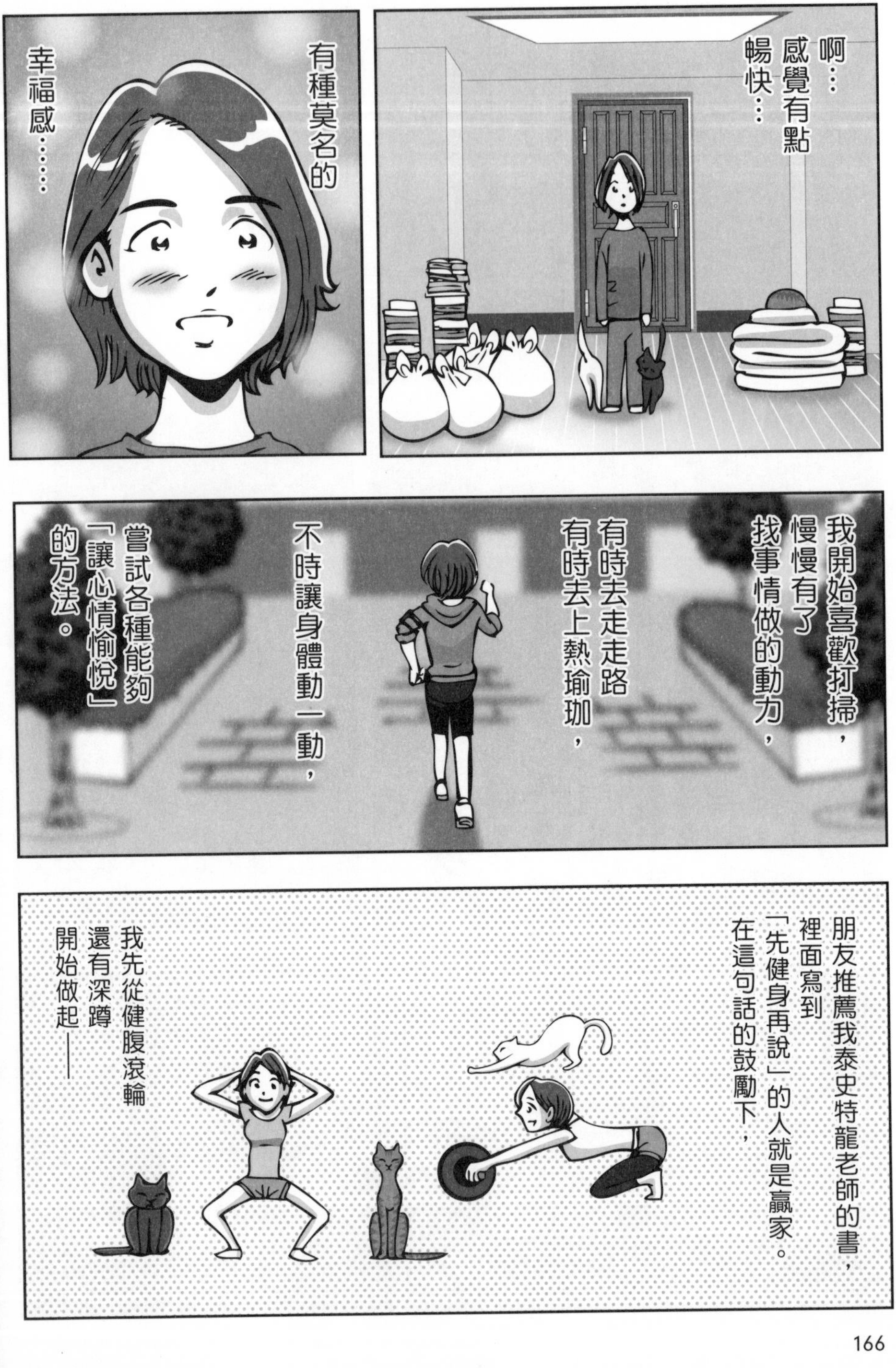
啊……
感覺有點
暢快……
有種莫名的
幸福感……
我開始喜歡打掃，
慢慢有了
找事情做的動力，
有時去走走路
有時去上熱瑜珈，
不時讓身體動一動，
嘗試各種能夠
「讓心情愉悅」
的方法。
朋友推薦我泰史特龍老師的書，
裡面寫到
「先健身再說」的人就是贏家。
在這句話的鼓勵下，
我先從健腹滾輪
還有深蹲
開始做起——

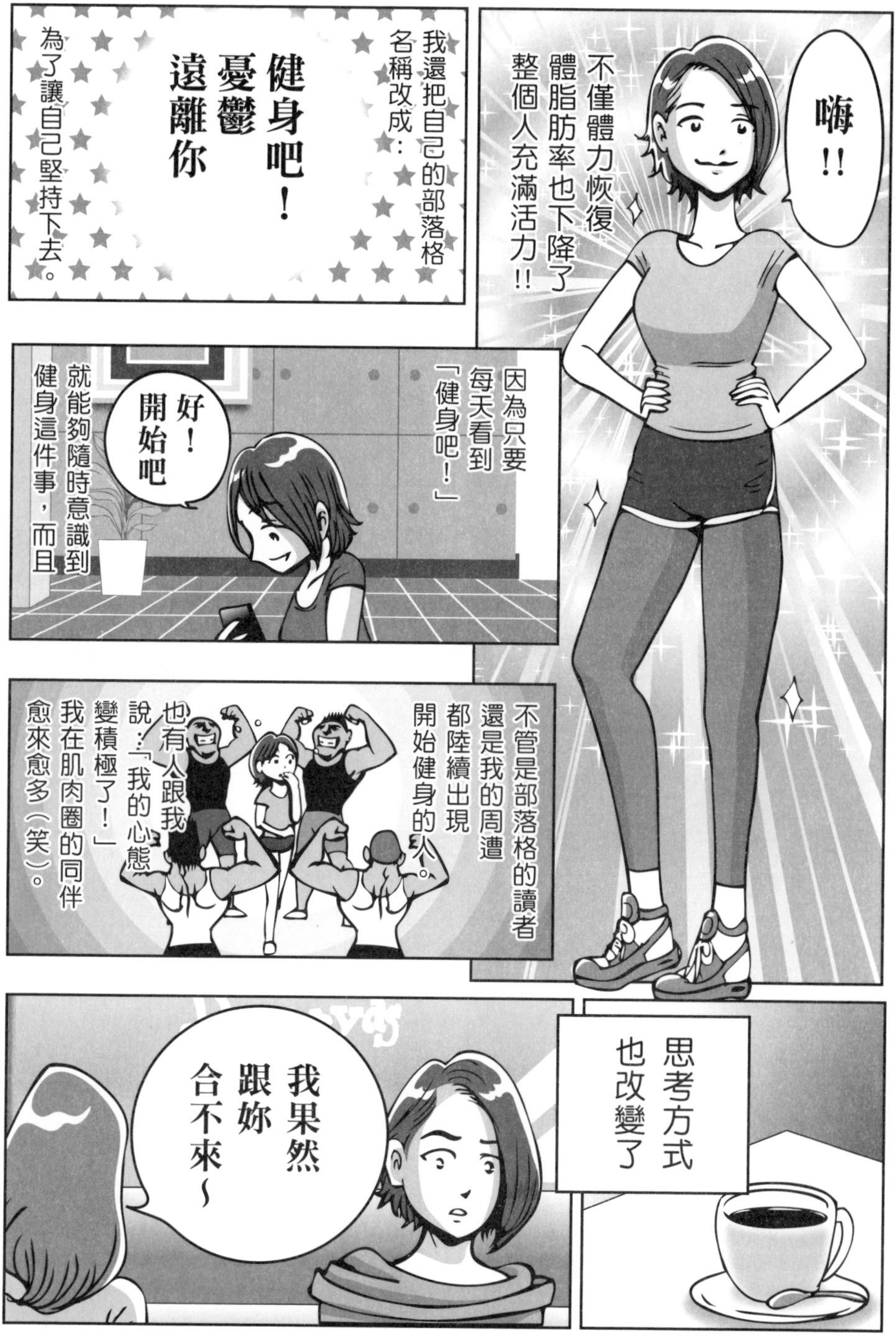
嗨!!
不僅體力恢復
體脂肪率也下降了
整個人充滿活力!!
我還把自己的部落格名稱改成：
健身吧！
憂鬱遠離你
為了讓自己堅持下去。
因為只要每天看到「健身吧！」
好！開始吧
就能夠隨時意識到健身這件事，而且
不管是部落格的讀者還是我的周遭都陸續出現開始健身的人。
也有人跟我說：「我的心態變積極了！」
我在肌肉圈的同伴愈來愈多（笑）。
思考方式也改變了
我果然跟妳合不來～

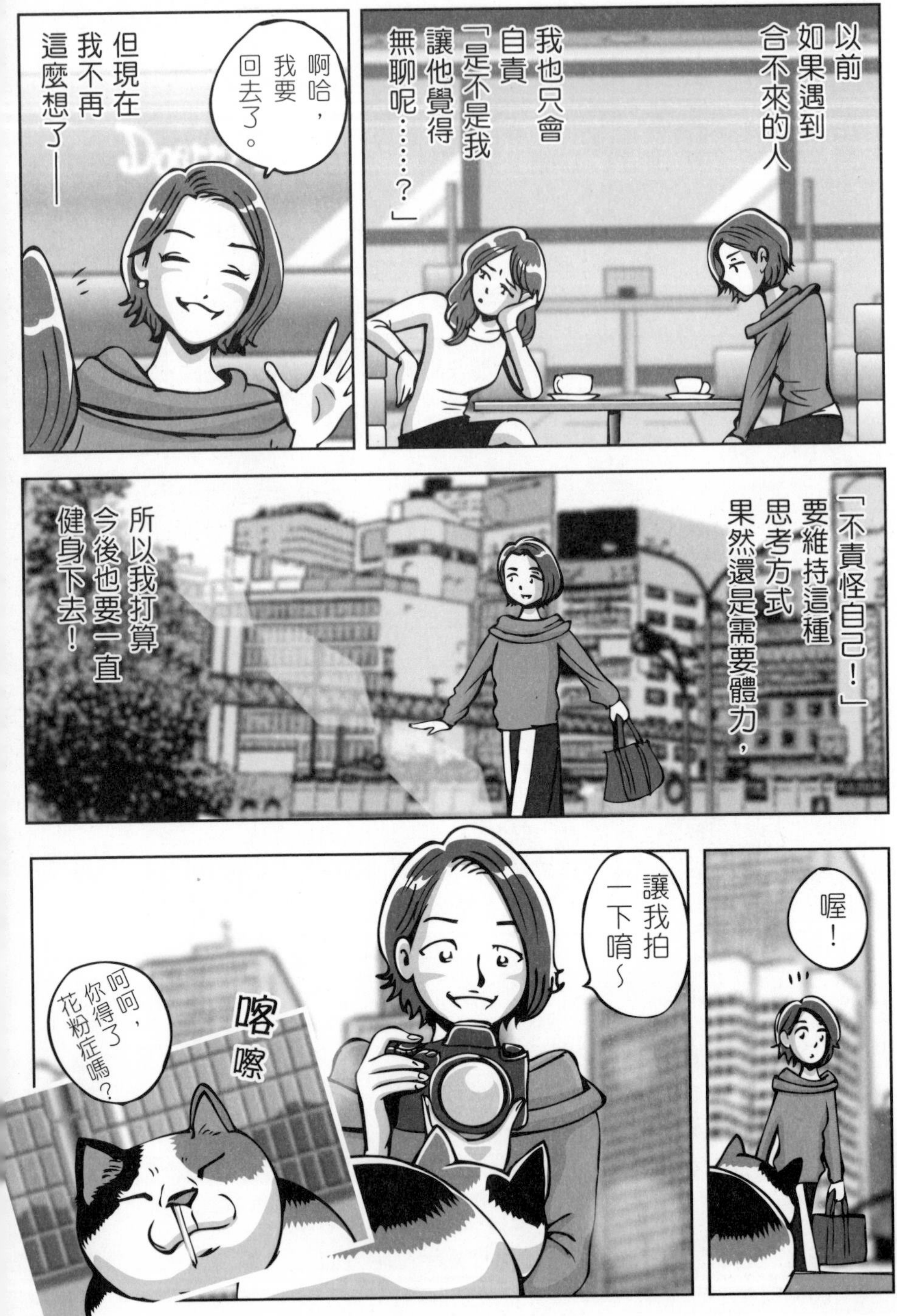

以前如果遇到合不來的人
我也只會自責「是不是我讓他覺得無聊呢……？」
啊哈，我要回去了。
但現在我不再這麼想了——
「不責怪自己！」要維持這種思考方式果然還是需要體力，
所以我打算今後也要一直健身下去！
喔！
讓我拍一下唷~
喀嚓
呵呵，你得了花粉症嗎？

# 第7章

# 破除健身的誤解與偏見

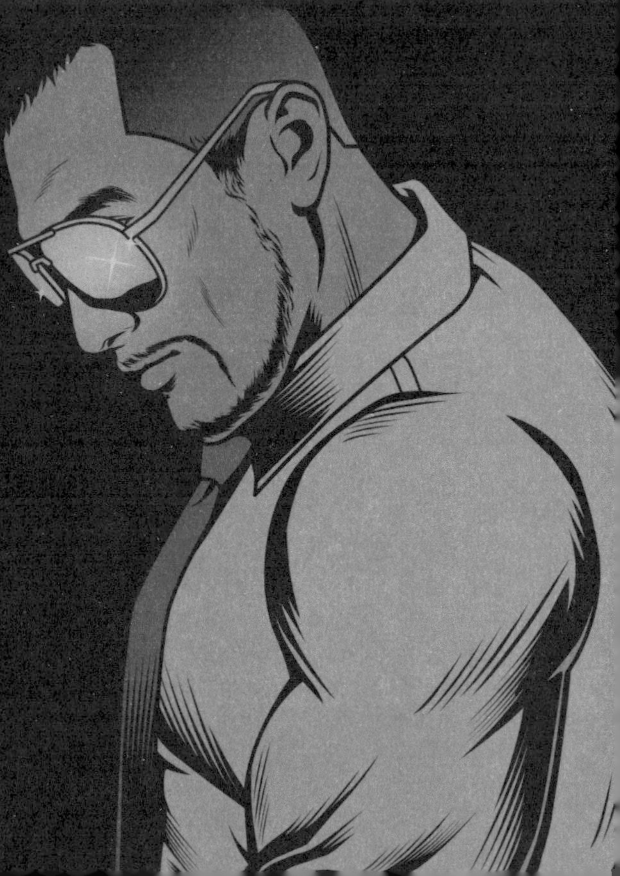

# 踩到健身宅地雷的五個話題

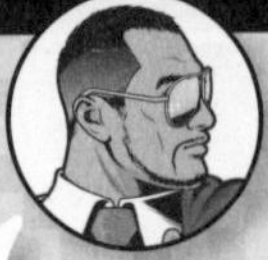

**在健身宅面前絕對不能提起這五個話題：**①有用／沒用的肌肉、②靠大重量訓練出來的肌肉沒有用、③核心訓練、④深層肌肉、⑤傑尼斯的誰誰誰肌肉很壯——**萬一打開了開關，你可能只有默默聽對方演講兩小時的份了，**所以請不要輕易提起這些話題……。

# 會以深蹲侮辱罪遭到起訴的禁語

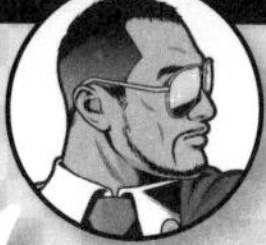

「做深蹲的話，腿會變粗，真討厭～♡」，這種話會明顯破壞深蹲的社會形象，導致瀕危物種的翹臀女孩減少，因此法律上是禁止的，一旦發現將處以極刑。

※另外，這條法律不適用於能夠深蹲一百二十公斤以上的女性。

# 愚蠢的有用肌肉與無用肌肉論

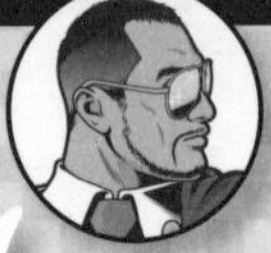

我已經聽夠了什麼有用肌肉、無用肌肉的話題，根本就沒有什麼無用的肌肉。我敢斷言，只要靠BIG3（深蹲、硬舉、臥推）打好基礎，靠舉重增強力量，再配合運動員的競技反覆練習，並同時提高敏捷性，就能夠提高競技能力。最差勁的就是既沒肌肉又不懂得如何使用的你！**快給我道歉！**

# 對健身宅<br>穿無袖背心的各種誤解

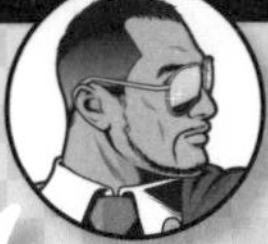

有些人或許會想：「少在那邊穿著吊嘎秀肌肉了！」其實幾乎沒有人是在秀肌肉，而是為了在訓練過程中，一邊觀察自己的肌肉一邊偷笑才穿的，就跟聲稱自己「不是為了給歐吉桑看才穿迷你裙」的女高中生一樣。**今後還請把我們當成女高中生，多給我們一些包容吧。**

# 應該讓高蛋白成為國民零食的七個理由

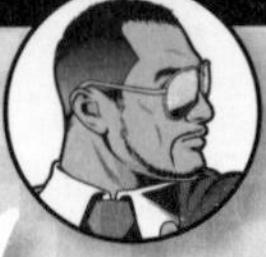

高蛋白＝肌肉人專用是個錯誤的印象。高蛋白具有①方便、②便宜、③有飽足感、④美容效果、⑤不容易胖、⑥可長期保存、⑦美味等實力，**這樣竟然還不足以成為國民零食？簡直不可思議。**平常飲食生活愈是沒注意多攝取蛋白質的人，愈應該積極攝取高蛋白才是。

# 要練出礙事的肌肉
# 絕對比你想像中的困難

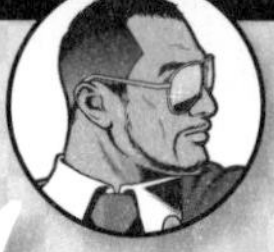

不是光說「體脂肪或肌肉全都增量吧」就可以了。我的意思是，在健美這個對於運動員來說只專注在「增加去脂體重」的競技中，有很多值得我們學習的地方。此外，**競技練習與肌力訓練同時進行，幾乎不可能把肌肉練到會礙事的程度，**所以儘管給我放心去健身吧。

Q

健身能夠提高運動表現嗎？

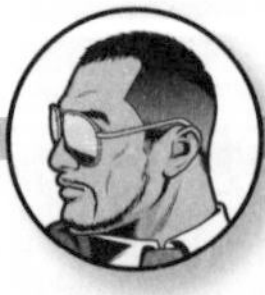

A

健身有助於提高柔軟度、
預防受傷

——大家對健身還有一種根深蒂固的偏見，例如柔軟度會降低、對競技運動沒有幫助、容易受傷或一旦停止就會變胖等等。

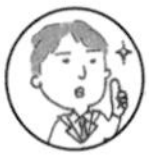

我最希望透過本書傳達的主題終於來了。我之所以接下這份工作，說是為了解除世人對健身的負面印象或偏見，尤其是我專攻的「健身對運動員的影響」也不為過。

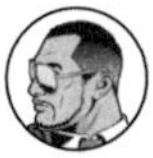

咦？久保先生接下這份工作，不是因為你超級喜歡我嗎？我以為你會說：「如果是為了泰史特龍，要我做牛做馬也願意！我超愛你的！」之類的話耶？

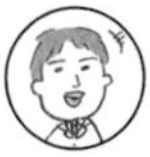

**不，沒這回事。**這一章我想認真討論，所以請你不要干擾我。

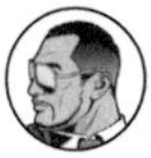

是……。（落寞）

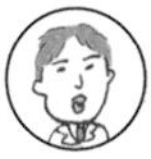

那就開始吧。在現代的頂尖運動員之間，肌力訓練顯然已成為常識，幾乎找不到一個完

全沒在肌力訓練的運動員。但從現狀來看，依然有很多人認為「健身是不自然的訓練，會對運動表現帶來負面影響」，其中又以傳統的運動社團指導者為主。**在諸多「健身迷思」中，有很多明確遭到否認的部分，例如柔軟度會降低，或選手的運動傷害會增加等等**。

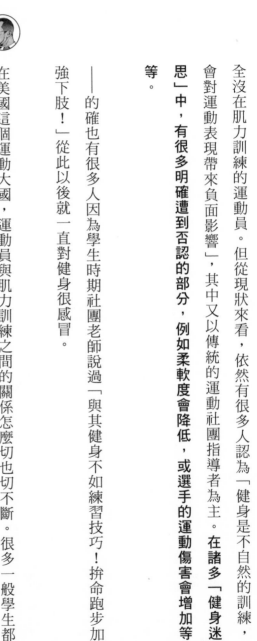

——的確也有很多人因為學生時期社團老師說過「與其健身不如練習技巧！拚命跑步加強下肢！」從此以後就一直對健身很感冒。

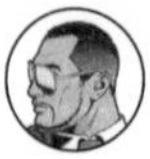

在美國這個運動大國，運動員與肌力訓練之間的關係怎麼切也切不斷。很多一般學生都有在健身，可以選修肌力訓練課的學校也很多，因此甚至有一股運動員健身是極為理所當然的風氣。美國的學生體育聯賽採用「賽季制」，而在非賽期時，甚至**有人為了強化體能，更勤於健身多過技巧的練習**。尤其是講究體重與爆發力的美式足球員。我高中時也打過美式足球，當時教練**以體重與肌力訓練的重量作為指標，給予我們非賽期的課題就是**：「下個賽季之前把體重增加十五公斤。臥推〇〇〇公斤、深蹲〇〇〇公斤、硬舉〇〇〇公斤、瞬發上搏〇〇〇公斤，全都要給我做到！」

——每次觀看體育賽事，都有許多場面讓我們見識到與外國選手的體能差異，或許有部分原因就出在這裡吧……。那麼為了讓大家可以安心健身，也請針對社會上瀰漫的「健身迷思」給我們開導開導吧！

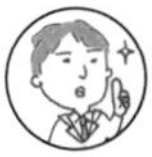

那我就來逐一說明吧！

### 【迷思1】健身會讓身體變僵硬→錯

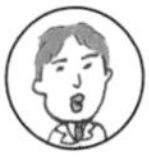

根據Morton等人（二〇一一）的研究已知，在持續超過一定期間（五週以上）的情況下，**肌力訓練具有與伸展運動同等或更高的柔軟度增加效果**。據信主要原因是由於疼痛的閾值改變，也就是所謂的「伸展忍受度」（stretch tolerance）增加，而不是因為肌肉本身的結構因肌力訓練改變所致。

——疼、疼痛的閾值？好深奧喔……。

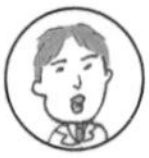

Tolerance是「忍耐、耐久力」的意思，因此大概就類似「習慣」的概念，也就是拉筋時變得更能夠忍受疼痛的感覺。例如在習慣性做劈腿拉筋的情況下，一開始雙腳痛得無法完全劈直，但習慣之後就會愈來愈順利。也就是說，**即使只健身而非伸展運動，也能夠期望經由同樣的機制獲得同等以上的效果**。因此請記住，就算是健身，長期來看也不需要擔心身體變僵硬，反而會有正面的效果。

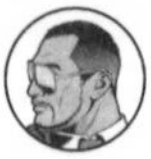

健身會讓身體失去柔軟度的說法完全是錯誤觀念，可動範圍反而會增加。**許多著名的健美選手都曾在台上表演過一百八十度劈腿，由此可知肌肉與柔軟度是可以兩立的**。這在健身者的世界已經是百分之百的常識，但目前一般群眾的誤解則尚未消除。

## 【迷思2】健身會讓身體容易受傷→錯

——似乎有一部分的誤解是來自健身所造成的肌肉疼痛，導致可動範圍因疼痛而縮小，使身體變得僵硬。可動範圍縮小＝容易受傷，所以才產生健身會變得很容易受傷的誤解。

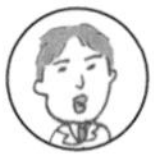

以往伸展運動被認為是預防受傷的最佳捷徑，不過最近開始發現，**伸展運動沒有什麼預防受傷的效果，肌力訓練反而才是預防受傷的工具**。根據Hart等人（二〇〇五）與Thacker等人（二〇〇四）的論文指出，**運動前與運動後的伸展並不會大幅降低受傷的機率**。與健身會失去柔軟度、更容易受傷的說法完全相反，**健身反而可以提高柔軟度，也能夠預防受傷**。不過伸展運動也有放鬆或消除疲勞等各種效果，所以適當採用的話，我想也是很好的。

——這還真是出乎意料啊！畢竟印象中常有人說：「要好好拉筋才不會受傷喔。」

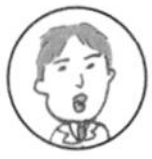

反過來說，**肌力不足或失衡會導致受傷**是已知的事實。Lee等人以足球選手為對象進行

研究（二〇一七），發現大腿後側的腿後肌肌力（使用專門的機器透過力矩公式來計算，而不是用槓鈴做單純的肌力測定）如果低於大腿前側的股四頭肌肌力五〇・五%的話，腿後肌就比較容易受傷。由這種情況應該可以推論，**平衡腿後肌與股四頭肌肌力的訓練可以預防受傷**。順帶一提，假如股四頭肌肌力是一的話，那麼腿後肌大約以〇・六到〇・七為最佳。

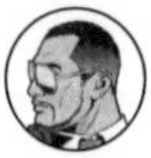

**這並不僅限於運動員而已**。即使是沒在運動的人，如果靠健身來鍛鍊肌肉，一樣可以減少受傷的風險。**萬一碰到一般人會受傷的情況，說不定就能夠靠肌力安全度過**。

**【迷思3】健身會降低速度↓錯**

——我也聽過有人說，如果把肌肉練得很發達，動作就會變慢，或是說會失去敏捷度。

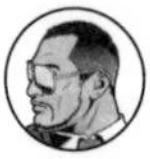

肌肉量與力量基本上呈正相關。也就是說，原則上肌肉愈發達，力量也就愈大。當然，

每一種運動各有適當的體重、體脂肪率或身體平衡，因此不見得肌肉愈發達愈好，但**健身會扼殺速度這種說法是錯的**。適當的肌力訓練與肌肉量會提高速度。我們可以拿田徑一百公尺選手與馬拉松選手來比較看看，我想應該會發現一百公尺選手的體格比馬拉松選手精壯吧。如果沒有肌肉會跑得比較快，那他們不會是那種體型。

——確實，全盛時期的鮑伯・薩布（Bob Sapp）動作很靈敏，而親眼見識到相撲的速度也會嚇一跳……。

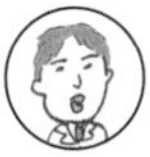

鍛鍊出肌肉的同時，體重也會增加，因此對於跑馬拉松或越野跑等長距離競技的人來說，非必要的體重增加有可能會導致競技力降低。但目前已知**健身所造成的體重增加，可以透過配合有氧運動來加以抑制**。這種現象稱為「干擾效應」，由於其中存在著複雜的機制，因此在業界也受到極大的注目。

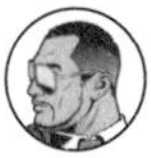

一方面肌肥大也與熱量控制或健身的質量（是鍛鍊神經系統，還是以肌肥大為目標呢？

諸如此類）有關，況且健身也不見得等於練出肌肉以後體重增加。關於這個部分，由於自學是很困難的，所以建議還是去求教於專業的指導者。以日本來說我認為這種專業的指導者並未得到合理的評價與薪水，因此想多少貢獻一己之力。久保先生，你加油一點，成為模範案例吧。日本的職業運動應該可以靠著體能強化變得愈來愈強。

**【迷思4】健身練出來的肌肉沒有用？↓「忽視目的」的健身可能妨礙競技力的提升**

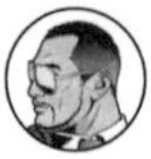

在「長跑是正義」的棒球界，愛說「健身的動作不自然，所以鍛鍊出來的肌肉在競技中沒有用」的指導者真的很多。當然不是所有競技都一樣，但我認為ＢＩＧ３或舉重是提升體能最有效率的方法，而且在一些講究體能的運動上是無法忽視的，但目前的普及率仍然不高。**似乎也有很多指導者，因為不熟悉肌力訓練，加上自己本身沒有能力指導，就斷定肌力訓練沒有必要**。太可惜了。

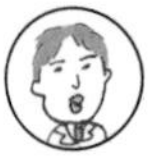

事實上有調查顯示，依據參與的競技不同，肌肉的質也會有所不同。根據Meijer等人（二

〇一五）的研究已知，健美運動員肌纖維附近的用力強度與其他力量類競技運動員相比明顯較小。而且根據Pareja-Blanco等人（二〇一七）指出，如果勉強進行訓練（速度比最快時降低四〇％）的話，肌肉的類型有可能會從瞬間爆發型變成持久型（從2x型變成2a型：並不是從所謂的快肌變成慢肌，而是變成快肌之中比較接近慢肌的快肌）。因此，從事瞬間爆發型競技的人並不是沒頭沒腦地逼迫自己訓練就好，應該要配合目的去調整訓練形式才對。

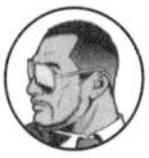

比起肌力，有時健美更重視的是「如何用較輕的重量刺激目標肌肉肥大，且不對關節或身體造成負擔」。雖然採用大重量也可以，但肌肥大最大的敵人還是受傷或過勞，所以如果能用較輕的重量達到肌肥大，當然是再好不過了。**對這些抱著明確目的做訓練的健美運動員說「什麼肌肉有用、什麼肌肉沒用」，簡直太荒唐了。**

## 【健身迷思5】健身容易感冒？→沒錯

——聽說肌力訓練很激烈的人容易感冒？

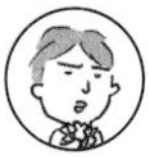

令人意外的是，有資料顯示從事激烈運動的人，會有一段時間（數日）罹患感冒等疾病的機率比平常高出二到六倍。這就是所謂的「空窗期理論」，也是從免疫力的角度來看不建議做激烈運動的理由之一（詳見一八七頁圖表）。因此，在接近重要考試或活動之前，我認為可以暫時中斷比較激烈的健身或運動，調整為強度適中即可。

——也就是說做激烈運動的話，免疫力會下降，就好像把自己家裡窗戶打得開開的一樣，病毒就很容易趁機入侵對吧！真的很容易理解耶。

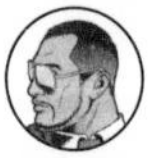

**畢竟我們寫這本書的時候，久保先生就因為身體不舒服，在床上躺了二、三天（笑）。**

## 激烈運動後出現的暫時性免疫抑制狀態

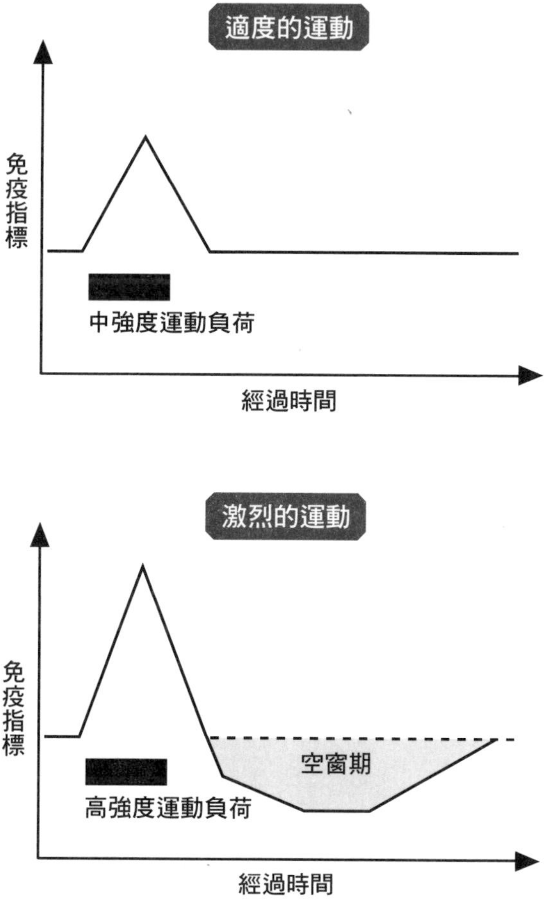


（參考pedersen,et al. 1998繪製而成）

## 【迷思6】喝高蛋白會胖？↓錯

——喝高蛋白會胖、一旦停止健身就會變胖，這些傳聞又是真的假的？

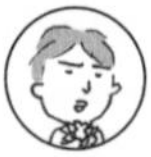

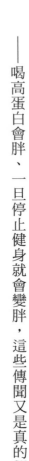

這些也很常有人在講，但任何事情「太過頭」都對身體不好，因此高蛋白攝取太多的話，當然也會變胖。不過「高蛋白」就是來自「蛋白質」，是用牛奶、黃豆、牛肉等各種材料精製而成的粉末狀食品。加上各種維生素或甜味劑以後，就變成所謂的「高蛋白粉」，並不是什麼特別的食物。高蛋白幾乎不含碳水化合物或脂肪，對於想要輕鬆補充蛋白質而不攝取多餘熱量的人來說，是很方便實用的產品。順帶一提，**攝取高蛋白會損害腎臟也是沒有根據的說法，這一點還請多加注意**。

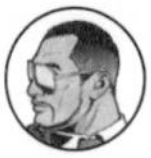

**也有一種傳聞是說停止健身以後，肌肉會變成脂肪，身材會變胖，這也是不可能的事，**肌肉不會變成脂肪。好像也有人在美體沙龍之類的地方，聽店家**胡說八道**：「如果

不先減脂再練肌肉的話，肌肉與脂肪就會變得像千層派一樣疊在一起，無法雕塑出美麗的曲線，所以先去把脂肪消除掉吧。」這完全是在騙人，所以如果有店家這樣講的話，還是趕緊默默走人吧。

## 【迷思7】健身會長不高↓沒有根據

——我也聽過一種說法是，年紀太小就開始練肌肉的話，個子會長不高。印象中很多頂級健美選手或健力選手，的確都是個子比較嬌小的人。

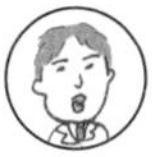

在我目前學過的知識中，不曾看過任何一篇論文說年輕時就開始肌力訓練，身高會停止生長。但不知道是否因為個子矮的人有一種自卑感（包括我在內），因此似乎更容易投入健身當中。此外，在舉重等競技運動中，個子小的選手就競技特性來說比較有利，因此我認為「健身↓長不高」的傳聞就是從這裡傳出來的。

——雖然人們對於健身的成見或偏見相當根深蒂固，但我覺得很多疑問都得到了解答。

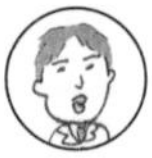

從我本身研究這個領域的立場來看，無法一概斷言說：「做這項訓練對這個有效，所以最好做這個。」會這樣說是因為，我們還不知道什麼是正確的，所以世界各國才會持續進行研究。因此，請讓我從訓練者的觀點來告訴各位，為了提高表現而投入肌力訓練時，有哪些事情是可以注意的。

### ①活動到全可動範圍

我經常看到有人用極淺的姿勢在訓練。各位的心情我也能體會，但有些刺激是只有肌力訓練才能做到的，因此請充分活動到全可動範圍，給予肌肉刺激吧。深蹲的話請盡量蹲下去，臥推的話請盡量放低到胸口為止。**進行全可動範圍的深蹲，比起範圍較小的動作，雙腿肌肉能夠更加平衡地達成肌肥大**，這是經過科學證實的事。

### ②以不勉強的姿勢

我沒有說要以正確的姿勢，因為我們不知道什麼是「正確」的，而且所謂的「正確」也會因目的而異。但請務必衡量自己的能力，在不勉強的姿勢下進行訓練，是每個人都做得到的事。無論是初學者或老手，以不勉強的重量與姿勢進行訓練，才是提高表現的捷徑。尤其是各位男性同胞要注意啊**！（不要打腫臉充胖子！）**

### ③試著注意速度

前文介紹到的Pareja-Blanco等人（二〇一七）的研究中也有提到，太過勉強可能會造成肌肉組織變化，而如果在疲勞狀態下進行深蹲，會對腰部造成負擔也是已知的事實。以過度的重量進行超負荷訓練已經逐漸被時代所淘汰。近來速度依循訓練（Velocity Based Training）正在抬頭，**同時也發現超負荷的訓練相較於速度依循的訓練，後者在不勉強的條件下完成，比較能夠增加肌力**。因此，**只要能夠注意速度，即使用六到八次來完成原本可以做到十次的重量，也能夠得到充分的效果**。或許「沒有痛苦就沒有收穫」的時代已經結束了。

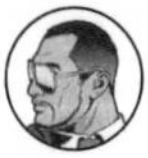

**真希望我在剛開始健身時就能聽到這番良好的建言啊（沉痛）。**

# 實錄漫畫
# CASE5

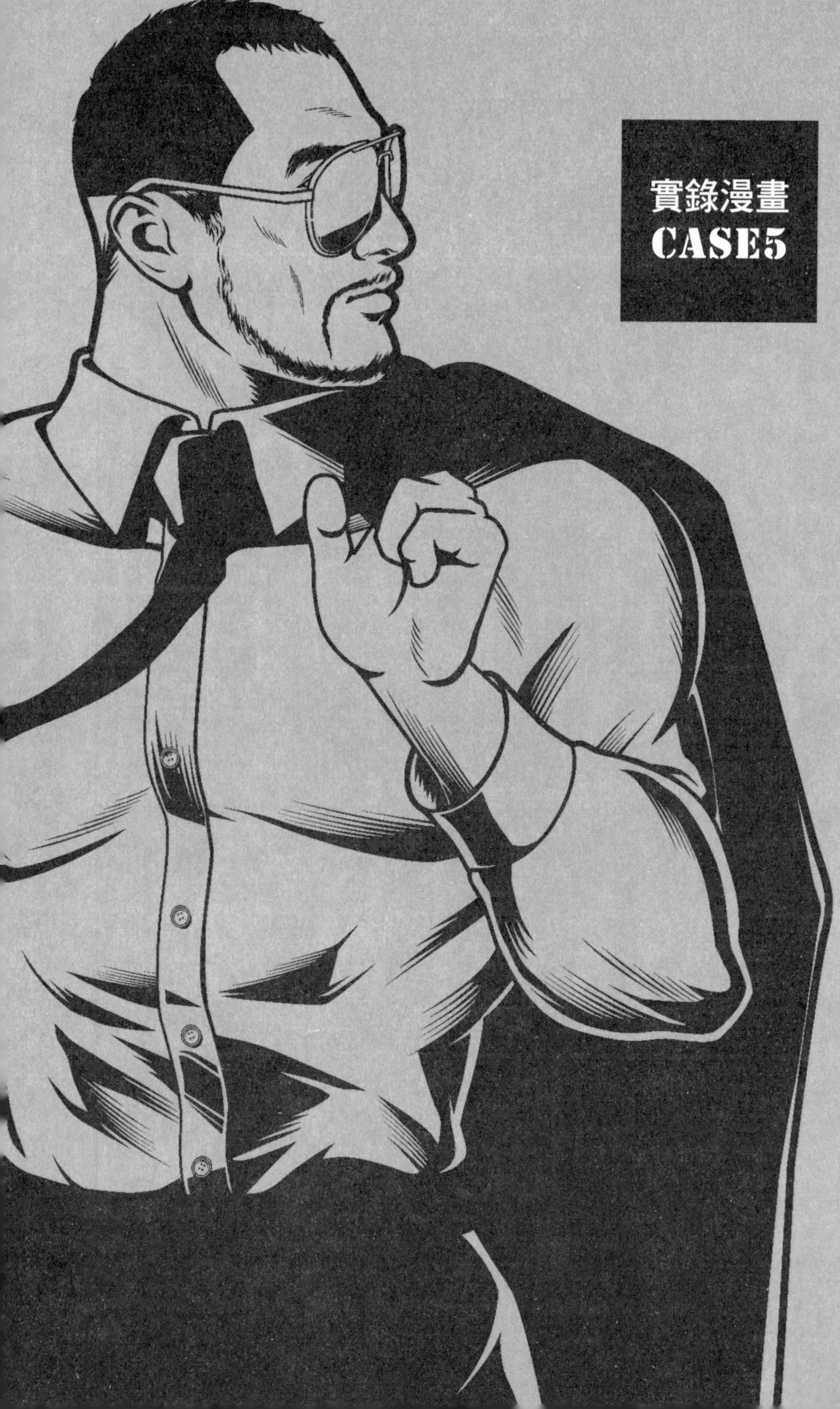

# 讓原本軟弱的投手改頭換面

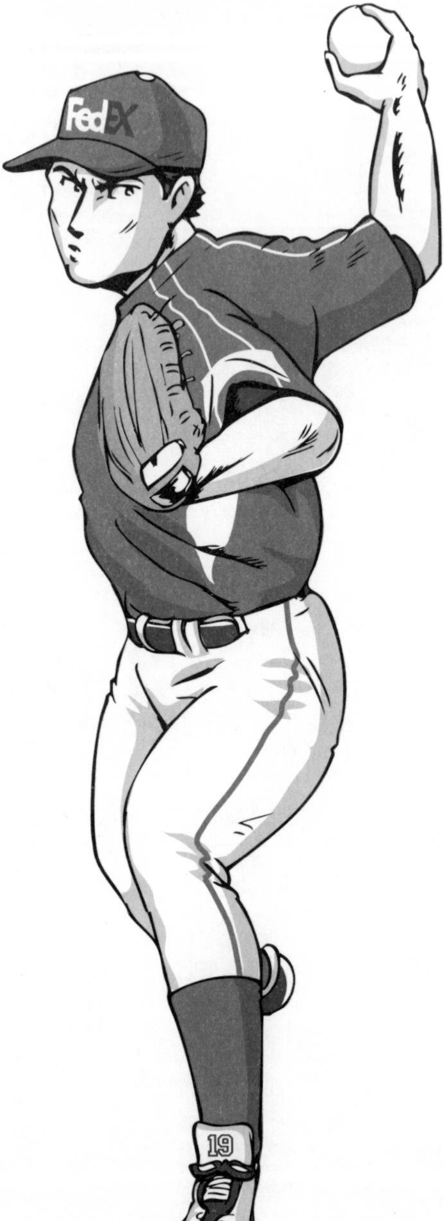


棒球選手
久保田啟介的案例

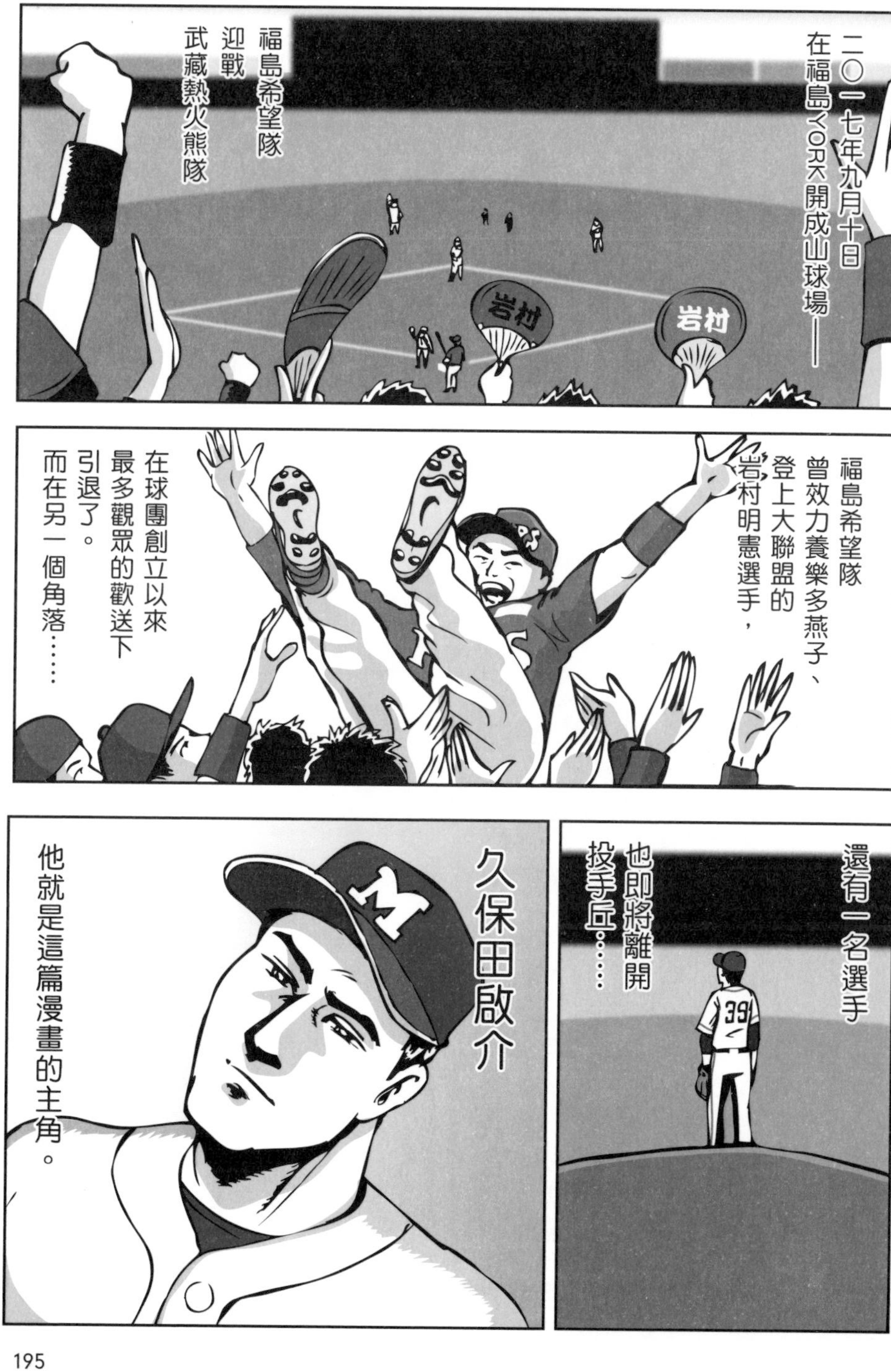
二〇一七年九月十日
在福島YORK開成山球場——
福島希望隊
迎戰
武藏熱火熊隊
岩村
岩村
福島希望隊
曾效力養樂多燕子、
登上大聯盟的
岩村明憲選手，
在球團創立以來
最多觀眾的歡送下
引退了。
而在另一個角落……
還有一名選手
也即將離開
投手丘……
久保田啟介
他就是這篇漫畫的主角。

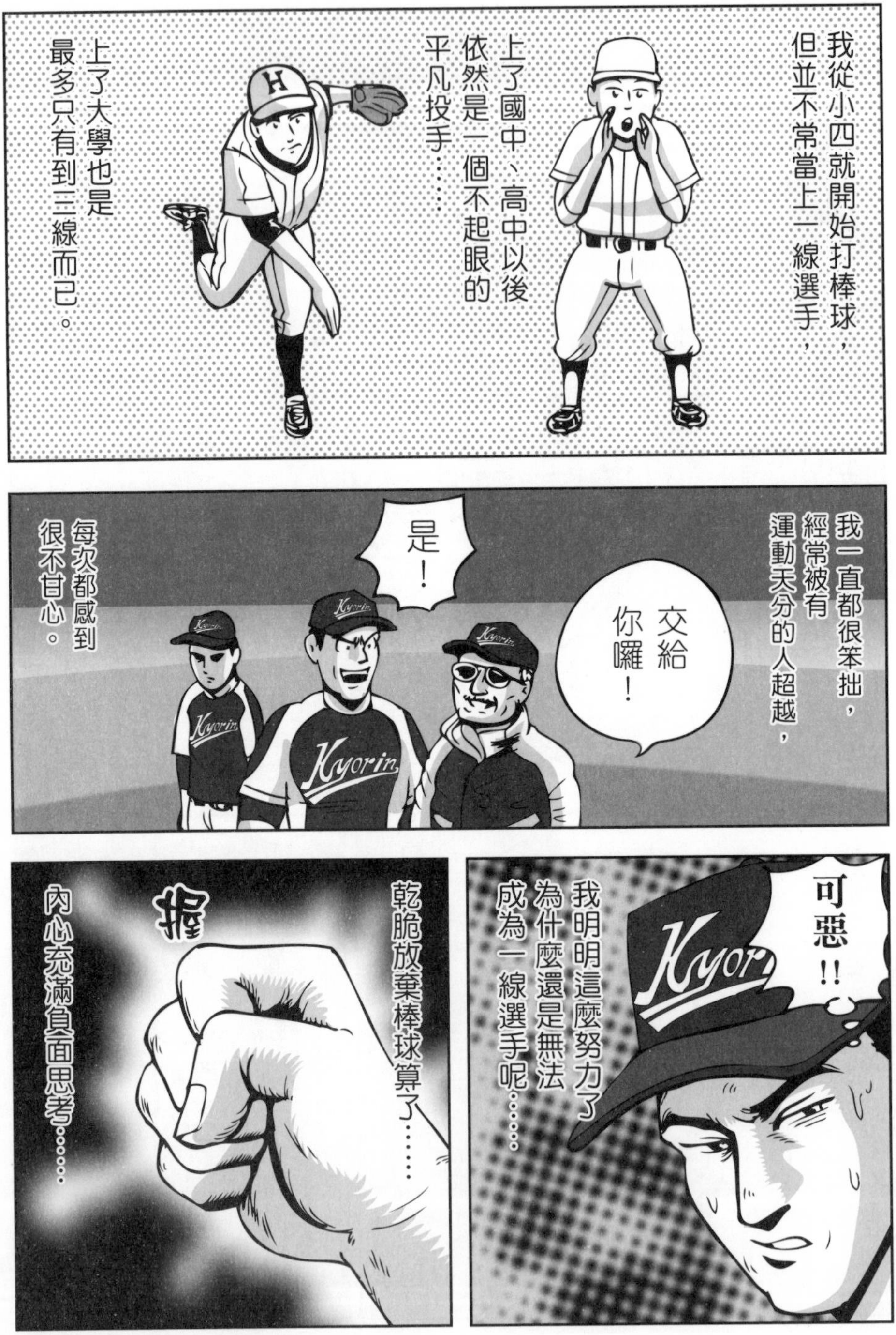
我從小四就開始打棒球，
但並不常當上一線選手，
上了國中、高中以後
依然是一個不起眼的
平凡投手……
上了大學也是
最多只有到三線而已。
我一直都很笨拙，
經常被有
運動天分的人超越，
交給你囉！
是！
每次都感到
很不甘心。
可惡!!
我明明這麼努力了
為什麼還是無法
成為一線選手呢……
乾脆放棄棒球算了……
握
內心充滿負面思考……

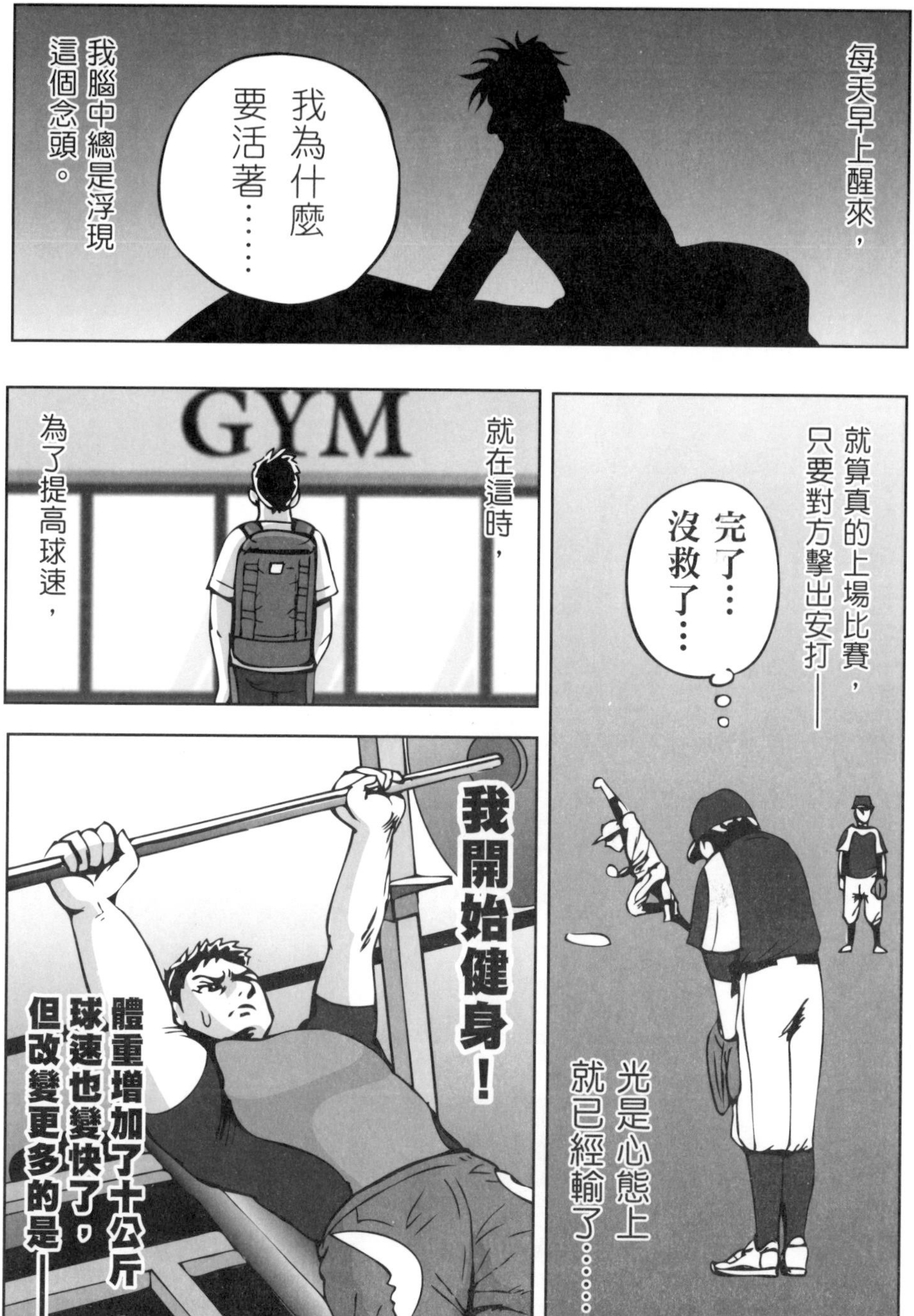
每天早上醒來，
我為什麼要活著……
我腦中總是浮現這個念頭。
就算真的上場比賽，只要對方擊出安打——
完了…沒救了…
光是心態上就已經輸了……
GYM
就在這時，
為了提高球速，
我開始健身！
體重增加了十公斤
球速也變快了，
但改變更多的是——

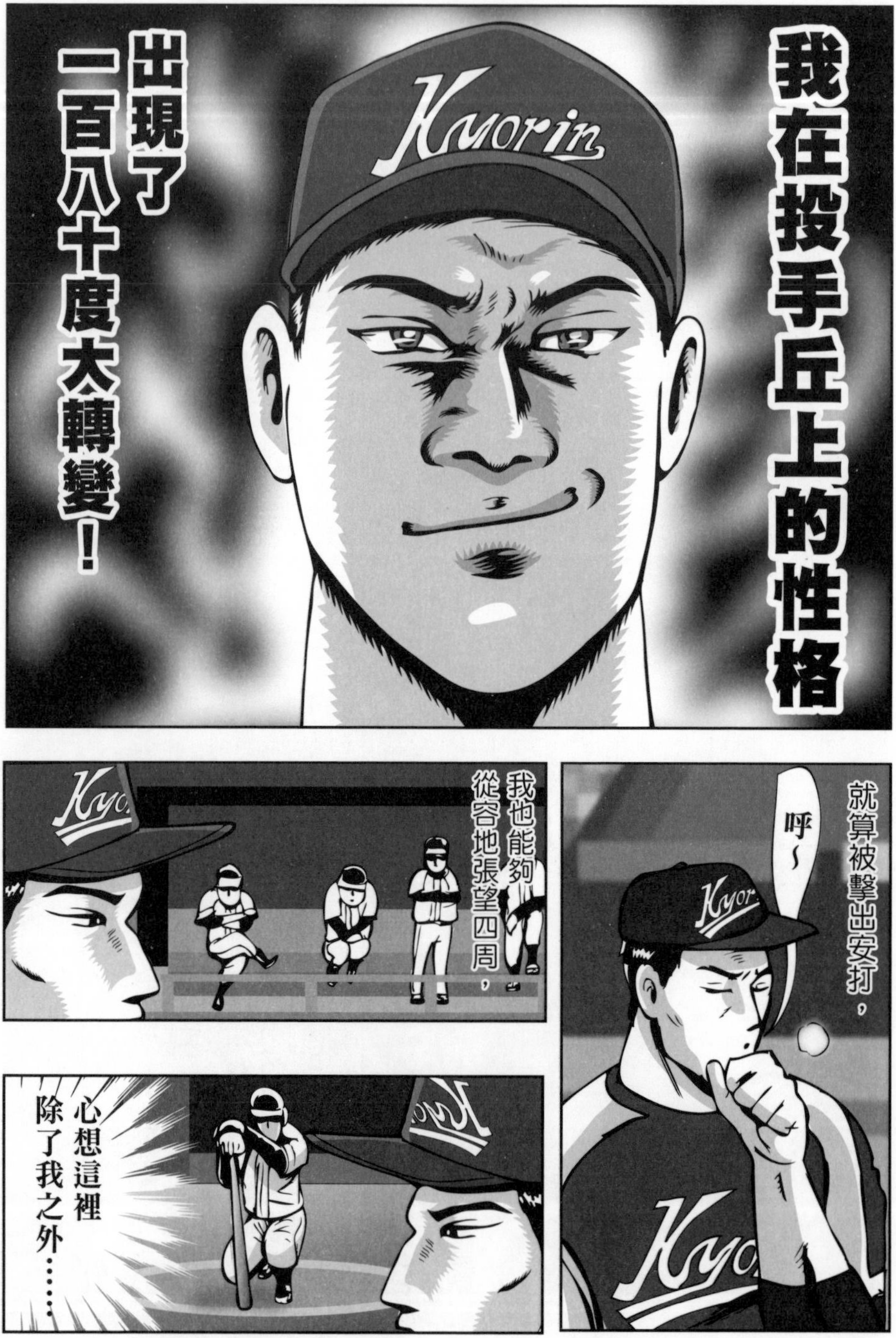
我在投手丘上的性格
出現了一百八十度大轉變！
就算被擊出安打，
呼～
我也能夠從容地張望四周，
心想這裡除了我之外……

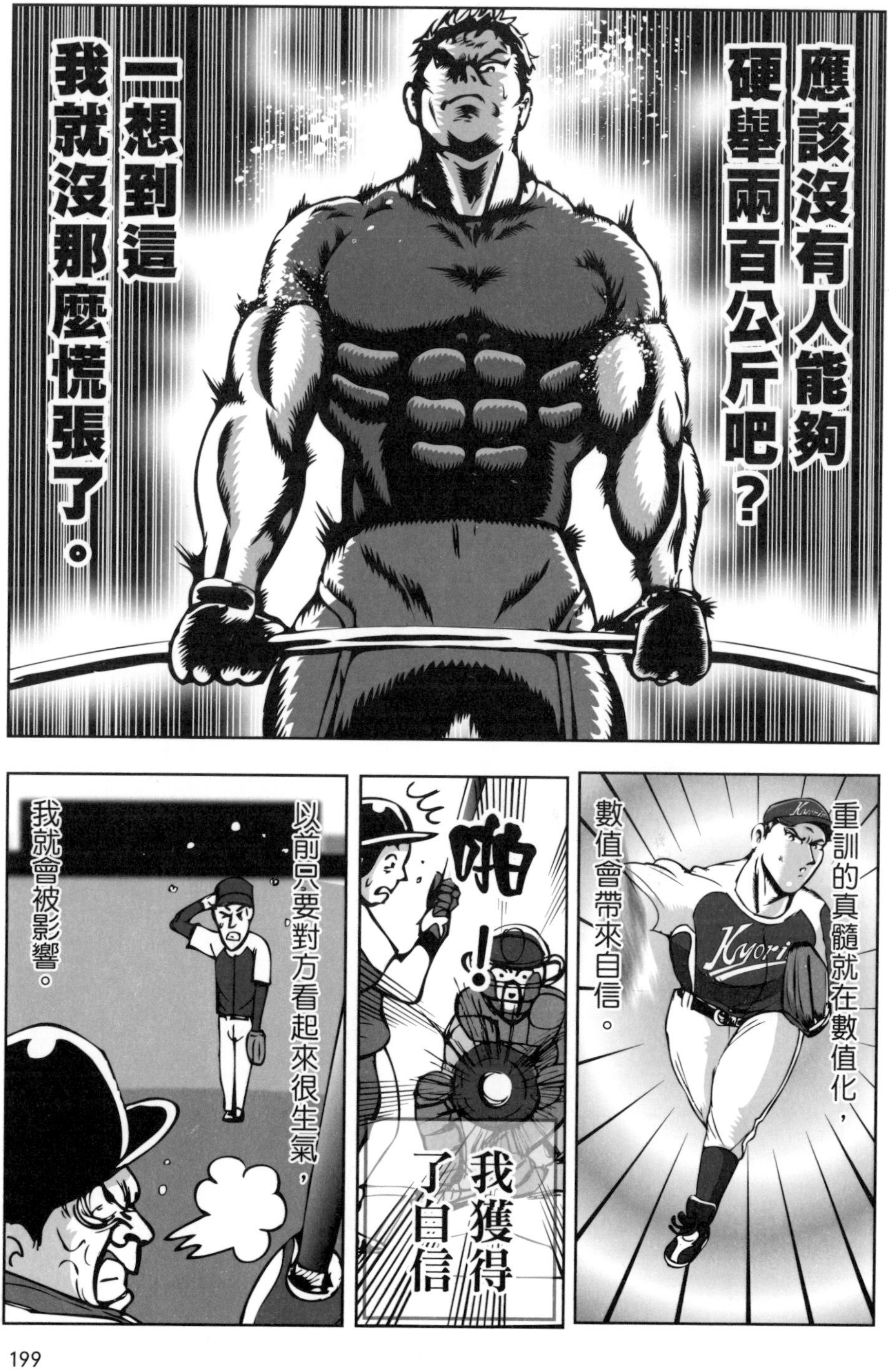
應該沒有人能夠
硬舉兩百公斤吧？
一想到這
我就沒那麼慌張了。
重訓的真髓就在數值化，
數值會帶來自信。
啪
!
我獲得
了自信
以前只要對方看起來很生氣，
我就會被影響。

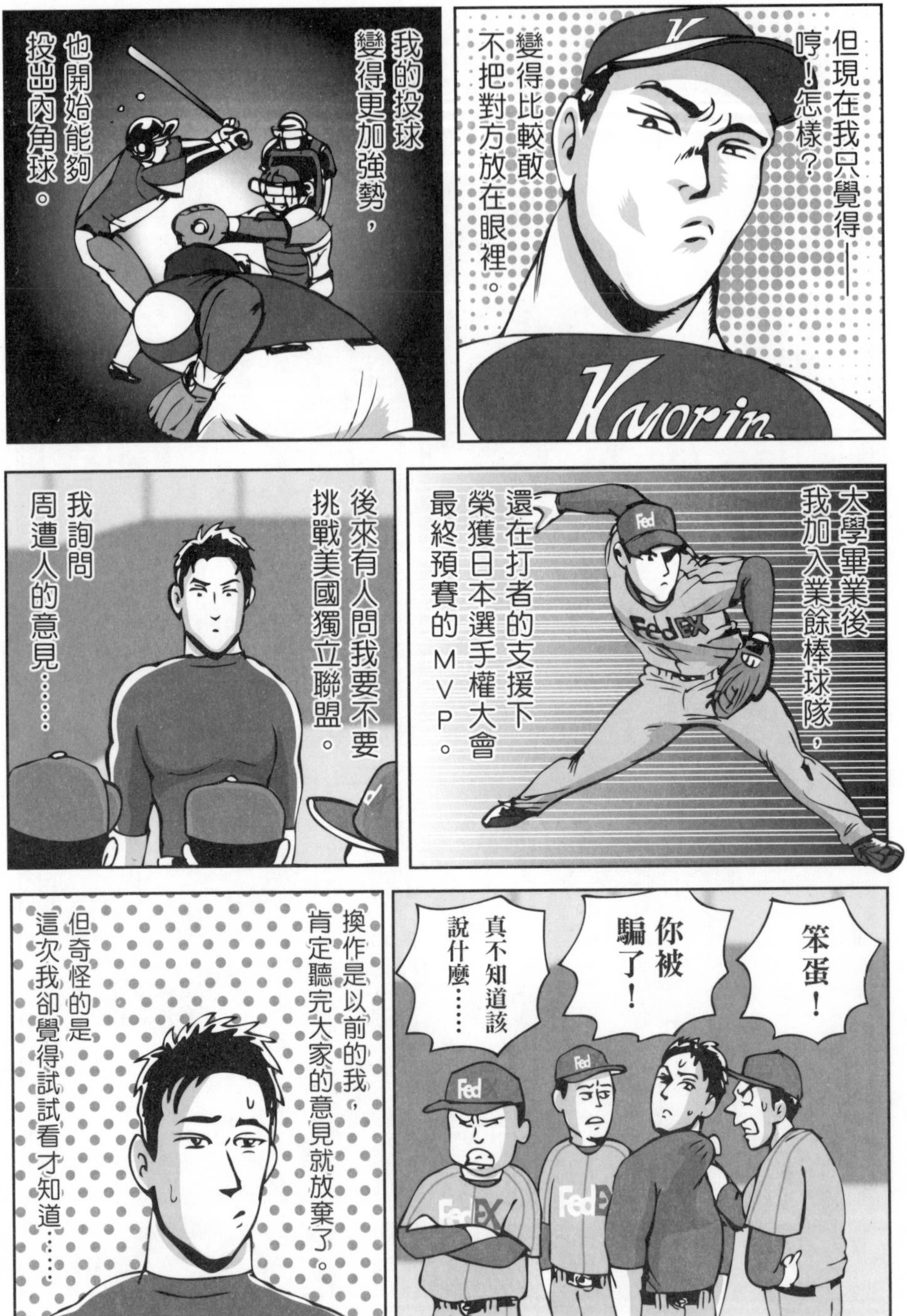
但現在我只覺得——
哼！怎樣？
變得比較敢
不把對方放在眼裡。
我的投球
變得更加強勢，
也開始能夠
投出內角球。
大學畢業後
我加入業餘棒球隊，
還在打者的支援下
榮獲日本選手權大會
最終預賽的MVP。
後來有人問我要不要
挑戰美國獨立聯盟。
我詢問
周遭人的意見……
笨蛋！
你被騙了！
真不知道該說什麼……
換作是以前的我，
肯定聽完大家的意見就放棄了。
但奇怪的是
這次我卻覺得試試看才知道……

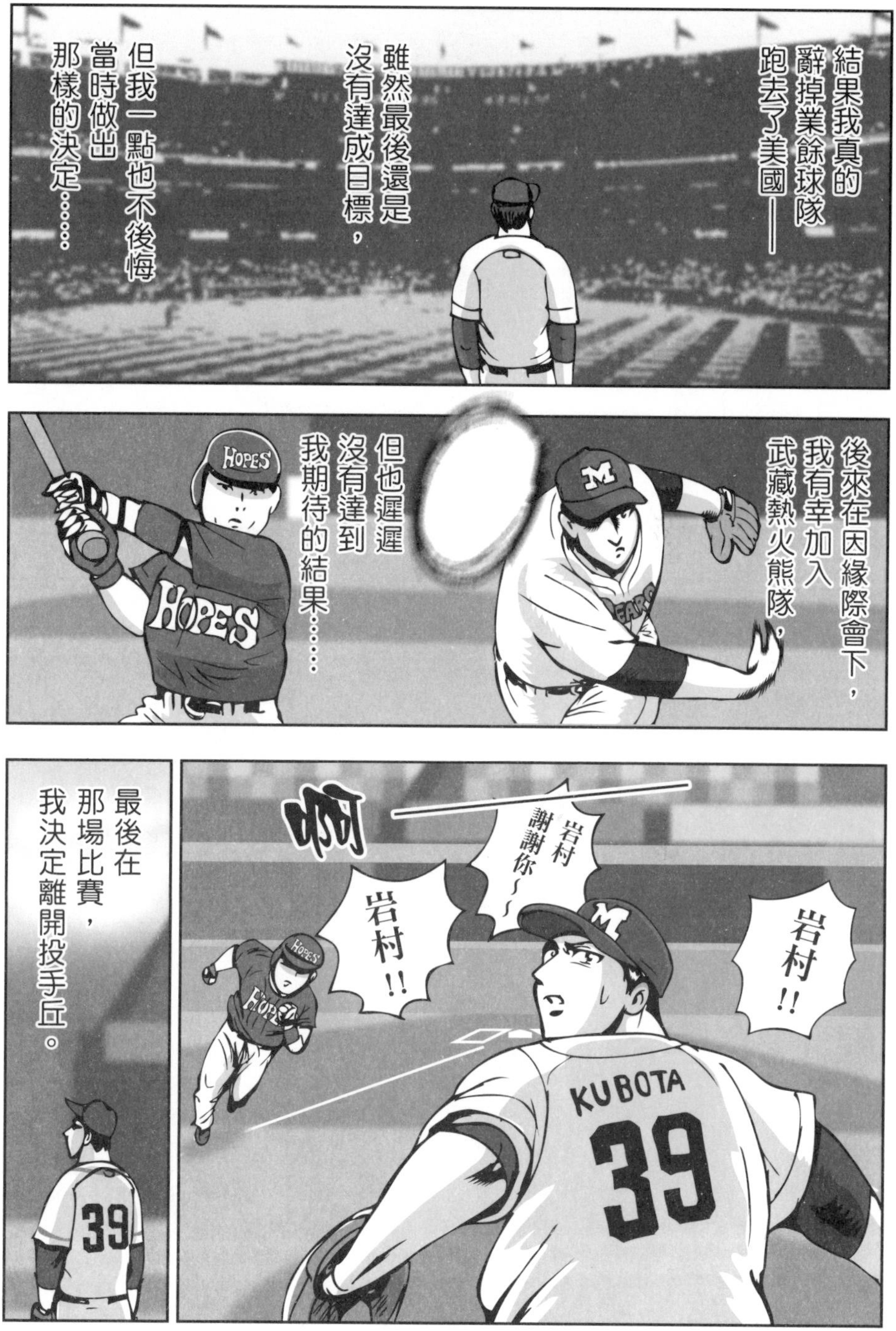
結果我真的辭掉業餘球隊跑去了美國——
雖然最後還是沒有達成目標，
但我一點也不後悔當時做出那樣的決定……
後來在因緣際會下，我有幸加入武藏熱火熊隊，
但也遲遲沒有達到我期待的結果……
HOPES
HOPES
M
岩村!!
岩村 謝謝你~
啊
岩村!!
HOPES
M
KUBOTA
39
最後在那場比賽，我決定離開投手丘。
39

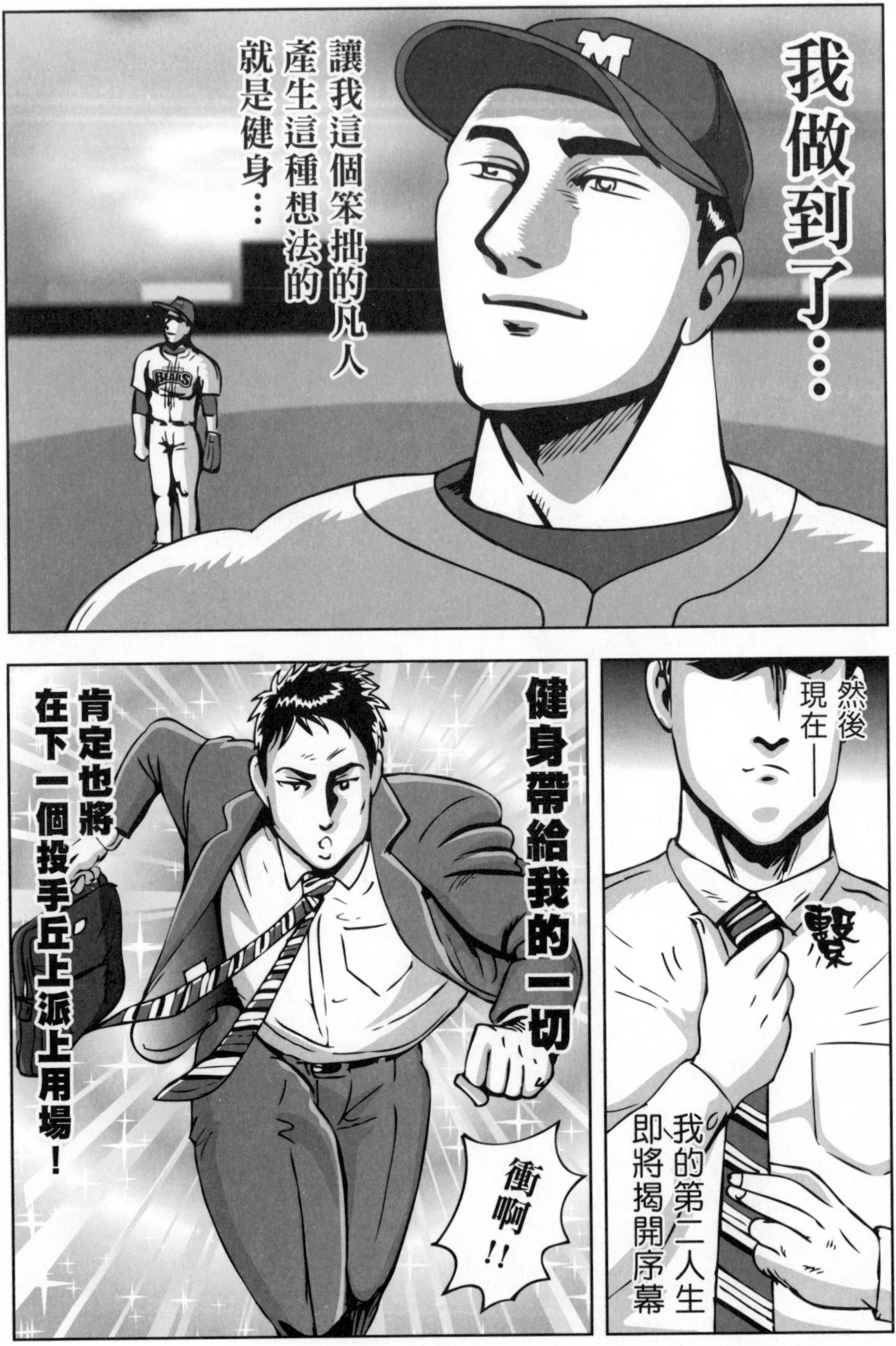
我做到了…
讓我這個笨拙的凡人產生這種想法的就是健身…
然後現在—
繫
我的第二人生即將揭開序幕
健身帶給我的一切
肯定也將在下一個投手丘上派上用場！
衝啊!!

# 第8章 沒有自信的人就健身吧

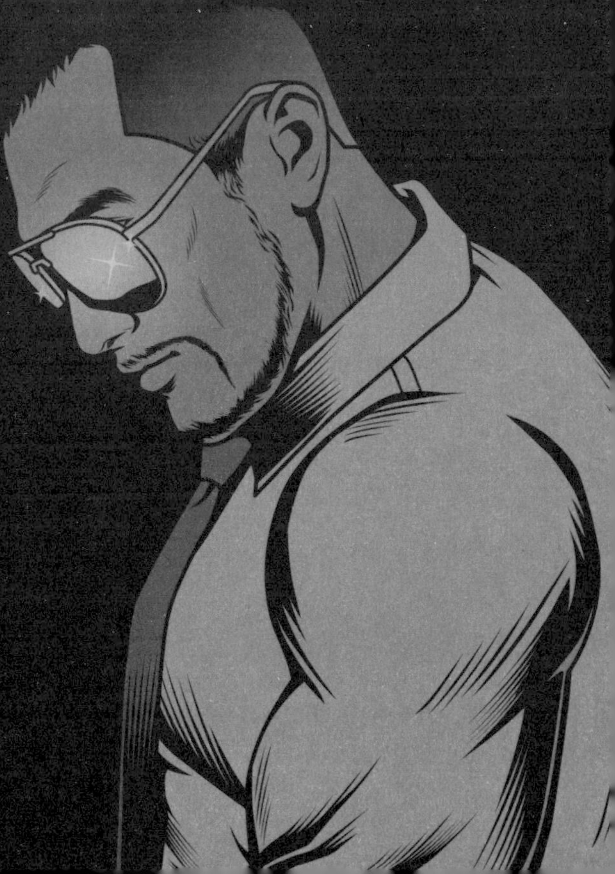

# 健身可以培養自信的五個理由

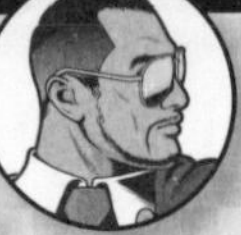

沒有自信的人請健身。①身材變好；②受異性歡迎；③刺激睪固酮這種荷爾蒙大量分泌，心情絕佳；④**一想到必要時可以靠蠻力解決掉上司或客戶，就會得到一種難以言喻的全能感**；⑤就算遭到戀人背叛，只要有槓鈴就有安心感。以上的理由將會讓你產生自信。

# 健身教會我們一個簡單的道理

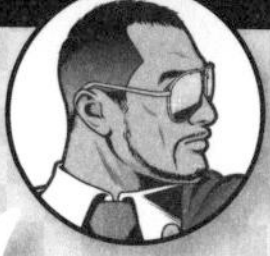

健身教會我們一個簡單而重要的道理，就是「人是可以改變的」。只要給予新的刺激，人就會持續成長。**連讓身體物理性地進化都是有可能的事，那性格或其他能力一定也能夠靠努力加以改變。**沒有人是無法改變的。就算現在還做不到，也不足以成為你未來也做不到的理由。

# 心理脆弱的原因
# 來自身體

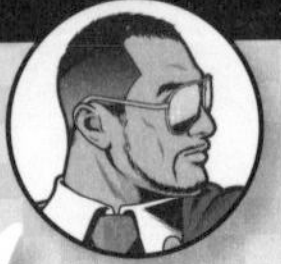

如果你問要怎樣才能讓心理變堅強，其實只要健身或練格鬥技，把身體練到你能覺得「誰敢有意見我就一拳揍飛出去，有本事儘管放馬過來」的程度，自然就會變堅強了。**心理是身體的表象，身體脆弱的話，心理當然也會很脆弱**。不要想了！快去鍛鍊身體！給我練出肌肉來！

# 造謠中傷是閒人做的事

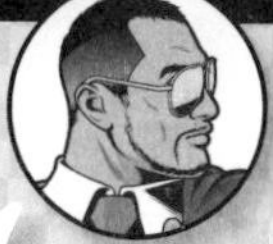

造謠中傷説閒話，全部都是閒人做的事，所以別去在意。如果私生活或工作都超順利、超快樂的人，才不會有那個閒工夫去調查別人的事情故意找碴吧？只有自己過得不順利、不快樂又閒閒沒事幹的傢伙，才會造謠中傷説閒話。你只要想**「又一個吃飽沒事幹的傢伙！辛苦啦！」**就可以了。認真就輸了。

# 靠健身
# 獲得堅定的自信

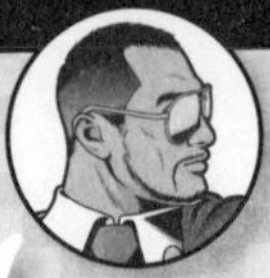

健身會帶給我們堅定的自信。原本舉不起來的臥推，現在舉起來了。原本以為再也無法拜見的腹肌，現在親眼看到了。**經過這樣持續成長的過程，不斷突破自己的極限，最後就會得到堅定的自信，**也會產生「沒有不可能的事吧？」這種充滿自信的想法。這份自信也可以直接應用在人生的其他範疇。

# 說話大聲的傢伙才不可怕

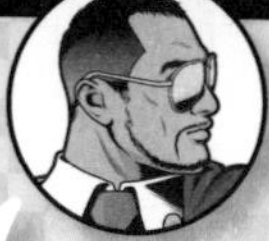

說話大聲愛嚷嚷的傢伙一點也不可怕。說話大聲的傢伙要不是非得要威嚇對方，假裝自己好像很有實力，才能掩飾心中焦慮的膽小鬼，就是希望得到別人關注，才會為了討拍一直干擾別人，這種人根本沒什麼好怕的。**真正有本事的人，是會在背後默默捅你一刀的啦。**別管那些說話大聲的傢伙了。

# 靠健身從他者認同切換到自我認同

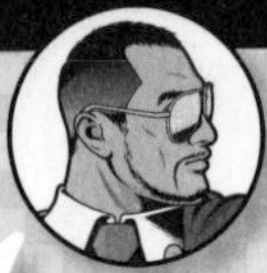

在意「別人會怎麼看我」的話，你會過得不快樂。**想要擁有幸福的人生，必須從「他者認同」切換到「自我認同」。**方法很簡單，就是健身。每天變化的身材體重、身體能力的提升等，都可以經由視覺或數字確認，能夠如實感覺到自己的成長。你會養成自我評價的習慣。健身是一條救贖之路。

# 痛苦會換來意義與成就感

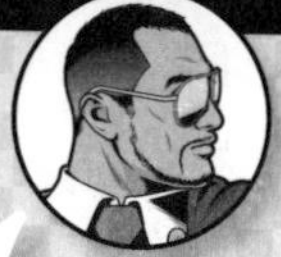

就算那個行動很痛苦，**就算一點也提不起勁，還是要去做。就算行動之前毫無動力，也沒有人會在健身以後感到後悔，或在爬到山頂、在跑完馬拉松以後感到後悔。**痛苦會換來意義與成就感，所以價值會增加。愈痛苦就愈有價值。正因為過程很痛苦，才更應該心懷感謝，面帶笑容開始行動。

# 人必須隨心所欲而活的絕對理由

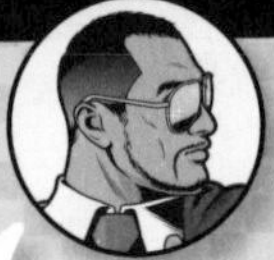

努力↓太自負了

不努力↓要有上進心

結婚↓人生的墳墓

不結婚↓快點結婚吧

充滿正義感↓不要裝好人

沒有正義感↓不懂得公平正義嗎

發言↓不要強出頭

不發言↓多發表意見啊

**愛挑毛病的人，不管你做什麼都能挑毛病，所以儘管隨心所欲而活吧。**

# 做你該做的事就好

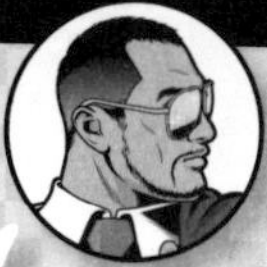

被人批評？被人小看？被人嘲笑？被人造謠中傷？那種事隨他去吧，別放在心上。不管別人說什麼，**你的努力不可能白費，實力不可能倒退，到手的東西也不可能被搶走。**根本就不痛不癢嘛。你只要心想「浪費時間關心這些無聊瑣事，真是辛苦啦」就可以了。做你該做的事就好。

**Q**

為什麼健身能夠培養自信？

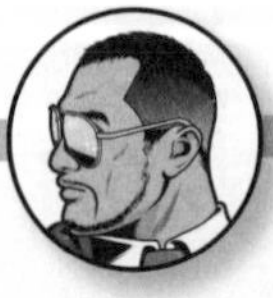

**A**

# 健身教會我們「人是可以改變的」

——印象中，很多有在健身的人基本上都自信滿滿、正面積極。

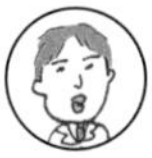

有研究顯示，持續健身的人對自我的評價會變高。Velez 等人（二〇一〇）曾經調查過二十八名十六歲左右的男女。在那項研究中，他們將男女分成肌力訓練組與非肌力訓練組，並讓肌力訓練組的人連續十二週、每週做三次肌力訓練（臥推或深蹲等做二到三組，每組十到十五次）。結果顯示肌力訓練組的人**不僅肌力增強，對於自己與自己身體的自我評價也比訓練前顯著提升**。

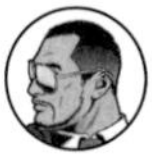

**對於自己與自己身體的自我評價提升，應該也可以解釋成產生自信吧**。此外，從這項研究也可以知道，健身比不健身更能夠增強肌力（這是理所當然）。**以我來說，肌力的增強比什麼都重要。**不曉得各位讀者中，有沒有人因為缺乏自信而無法大方展現自我，或是太在意別人怎麼想呢？每次只要有這種人問我說：「怎樣才能讓心理變堅強？」我幾乎都會回答一樣的答案：**「去健身吧。」**相信我，只要去健身，把身體練到你能心想「誰敢有意見我就一拳揍飛出去，有本事儘管放馬過來」的程度，你就能夠大方展現自我，不再在意別人的眼光了。**脆弱的不是心理，而是身體**。心理只不過是身體的表象而已。所以呢，不要想了，快去健身。

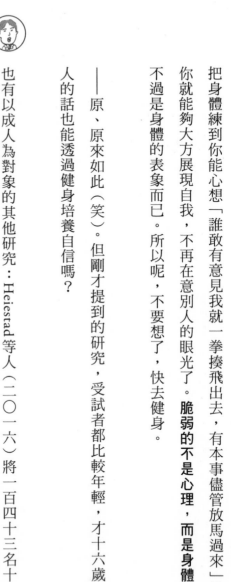

——原、原來如此（笑）。但剛才提到的研究，受試者都比較年輕，才十六歲左右，成人的話也能透過健身培養自信嗎？

也有以成人為對象的其他研究：Heiestad等人（二〇一六）將一百四十三名十八至六十五歲過重（ＢＭＩ二十五以上）的女性分成Ａ組（參加槓鈴有氧的肌力訓練課程）、Ｂ組（安排個人健身教練）、Ｃ組（用自己的方式做肌力訓練）與Ｄ組（不做任何事）。經過連續十二週、每週三次的課程後，受試著對於「與一年前的自己相比，現在的你會如何評價自己的健康？」這個問題，Ｂ組與Ｃ組的評分顯著高於不做任何事的受試者。**有趣的是，「用自己的方式做肌力訓練組」的評分也比較高**。也就是說，**這樣講雖然不太好，但就算健身沒有成果，有持續健身的人還是會提高對自己的評價**。

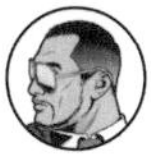

因為健身可以從數字（體重或訓練的重量）、視覺（自己反映在鏡子裡的身體）、其他人的反應（「你變瘦了嗎？」、「你長肌肉了？」）如實感覺到自己的成長，所以**非常容易得到自我滿足**啊。而且抬起重物、揮汗等行為本身也非常有成就感。**就算只是自我滿足也好，只要對自己的評價變高就很值得開心了**。自我評價低的人請務必要試試看健身。

——除了靠健身練出好身材，可以更有自信之外，健身之後或正在健身的滿足感與喜悅感，或許也是讓人更有自信的原因。

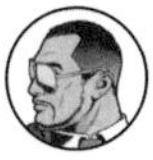

好懷念當初啊。我一開始接觸健身時也是，大概在第三天就覺得**「咦？手臂好像變粗囉？」（怎麼可能）**、「在健身房做嚴格訓練的我，根本超帥的啊！」（完全的自我滿足）（笑）。

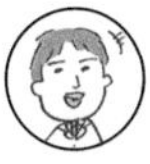

順帶一提，在以高齡者為對象的研究中，也有主題是肌力訓練會增加正面感受的研究。

Ericson等人（二〇一七）以三十二名六十五歲以上的女性為對象，調查健身（深蹲、腿部伸屈、腿部推舉、坐姿划船、滑輪下拉等等）對於正面情緒有什麼樣的效果。結果顯示**肌力訓練組的「希望」在統計上呈現明顯增加，反映「負面情緒」的指標則明顯低下。**

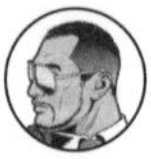

聽到了嗎？**健身可以增加「希望」與「肌肉」，減少「負面思考」與「贅肉」**。就像研究告訴我們的，健身能增加正面感受，減少負面情緒。那些動不動就陷入負面思考，或是個性陰沉、想要變開朗的人，要不要來嘗試看看健身這個方法啊？開朗積極的人生比較快樂喔！

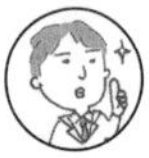

——我現在知道健身能提升自我評價，也能對自己產生自信了。只是我們需不需要擔心說，這樣一來有可能會變成一個自信滿滿、沒有那麼溫柔，或者說是具有攻擊性的人呢？

事實上有一個研究呈現出完全相反的結果。在Wagner等人（一九九九）刊載於《監獄期刊》（*The prison journal*）的研究中，二〇二名德州各監獄受刑人被分成兩組，其中一百一十六人連續八週進行肌力訓練，另外八十六人不做，然後分三次測量與攻擊性態度（言行舉止）、憤怒、敵意有關的指標。結果顯示，**肌力訓練組的人在八週之後，憤怒與敵意的相關指標都呈現減少趨勢，尤其攻擊性態度的指標更是呈現大幅下降**。由此可以**推論，健身會降低傷害他人的攻擊性**。

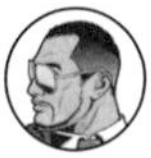

哈哈哈。**我就說吧，「一想到必要時可以靠蠻力解決掉上司或客戶，心裡就會有種從容感，可以冷靜應對。」現在這個論點終於得到證實了！**就像研究告訴我們的，健身變強壯以後，根本不會變得趾高氣昂或產生攻擊性，反而還會減緩攻擊性。有很多人都誤會了，**其實愈強大的人愈是從容不迫，才能夠溫柔冷靜地應對**。只有脆弱又沒自信的人，才會變得很有攻擊性，或是非得要威嚇對方，假裝自己好像很有實力，才能掩飾心中的焦慮。只要大家都去健身，減少攻擊性，世界就會變得更和平了。

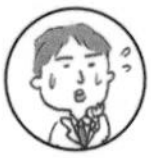

雖然研究已經證明，健身有降低攻擊性的效果，但原因尚未可知。可能是自尊心提高了，或是壓力減少了，因為各種因素交互影響，所以攻擊性降低了吧。因此，「一想到必要時可以靠蠻力解決掉上司或客戶，心裡就會有種從容感，可以冷靜應對」的說法，我不能否定這有可能是原因之一，但在這個研究當中是無法證明的！**泰史特龍，你錯了！快點道歉！**

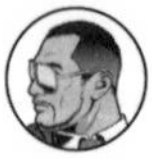

（笑咪咪）

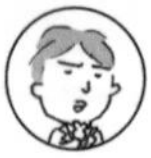

？？？

——久保先生！**他正在腦海中把你解決掉喔！**

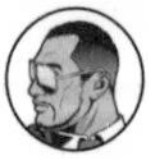

**現在可是最關鍵的時刻，我正要從騎乘位置變換成十字固定法，別打擾我！**

實錄漫畫
CASE6

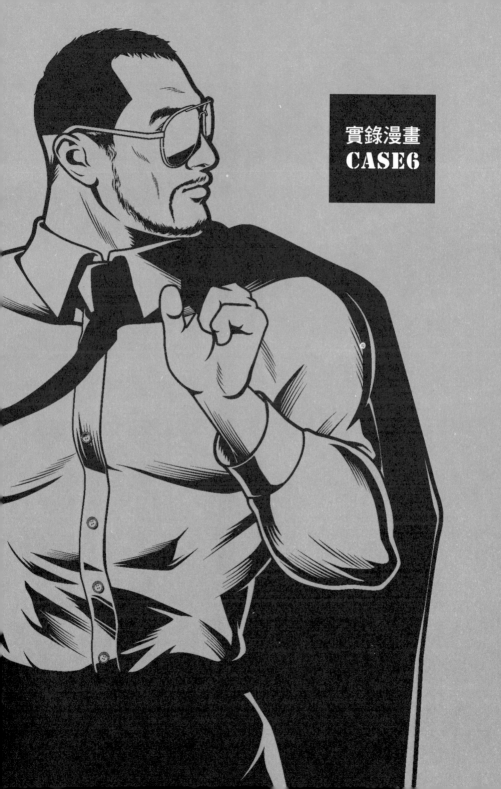

# 在人際關係中受挫的我，發現健身這個魔法

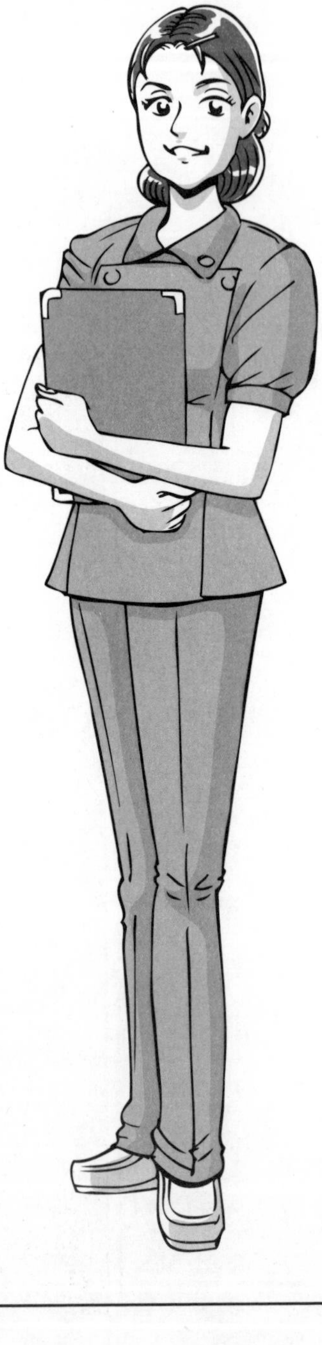

護理生
有紀小姐的案例

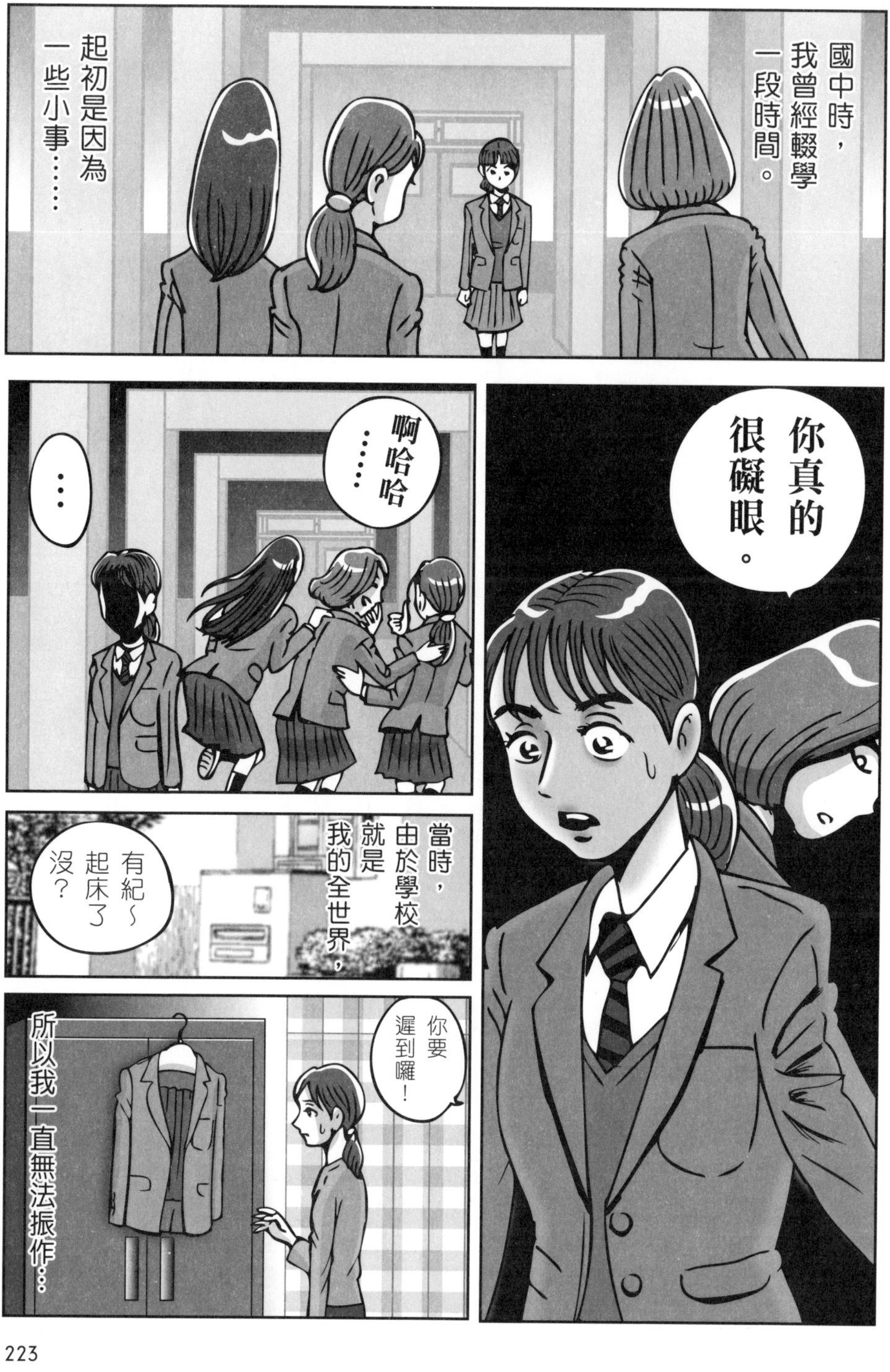
國中時，我曾經輟學一段時間。
起初是因為一些小事……
你真的很礙眼。
啊哈哈……
…
當時，由於學校就是我的全世界，
有紀～起床了沒？
你要遲到囉！
所以我一直無法振作……

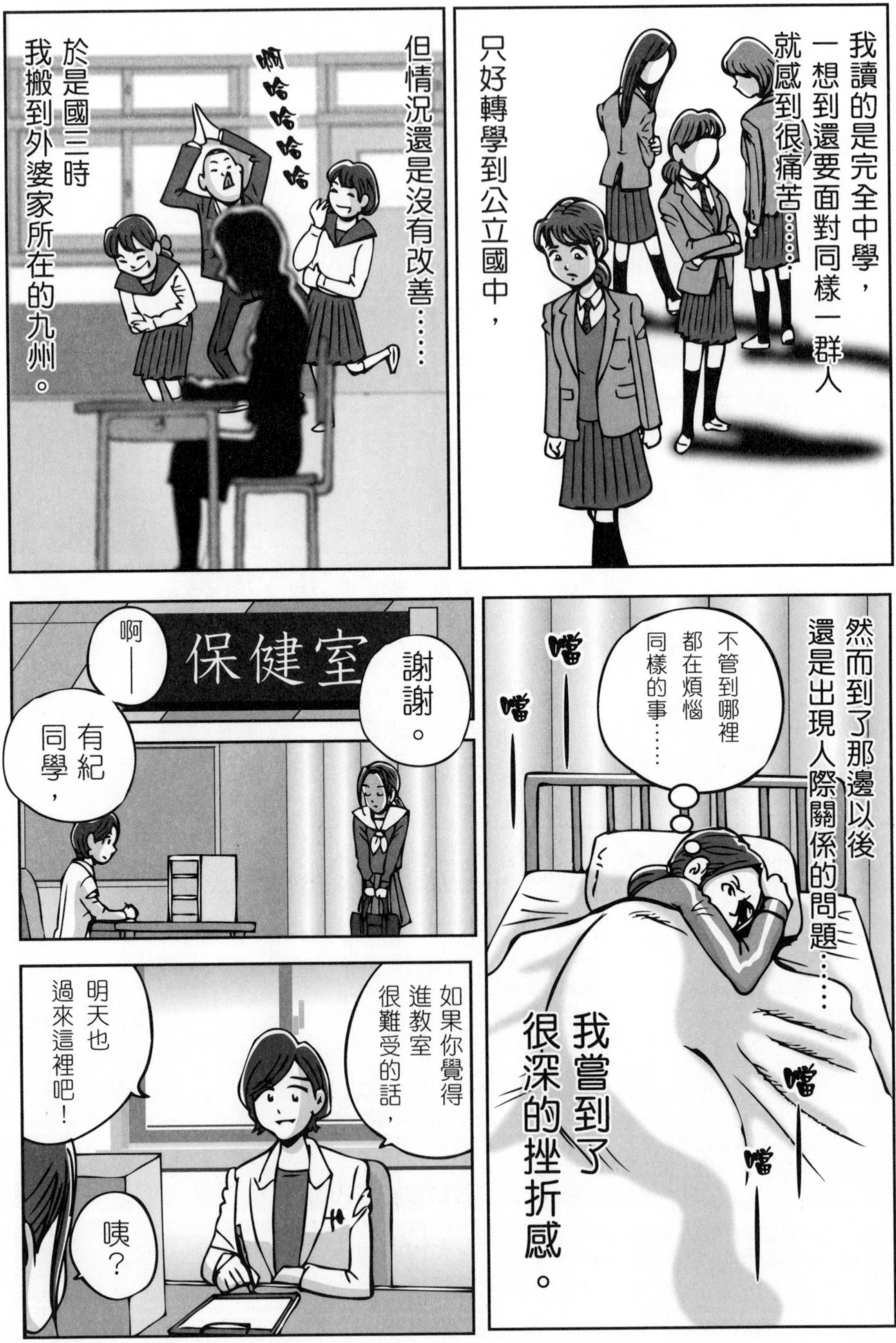
我讀的是完全中學，
一想到還要面對同樣一群人
就感到很痛苦……
只好轉學到公立國中，
但情況還是沒有改善……
啊哈哈哈哈
於是國三時
我搬到外婆家所在的九州。
然而到了那邊以後
還是出現人際關係的問題……
不管到哪裡都在煩惱同樣的事……
噹——
噹——
我嘗到了很深的挫折感。
噹——
噹——
保健室
謝謝。
啊——
有紀同學，
如果你覺得進教室很難受的話，
明天也過來這裡吧！
咦？

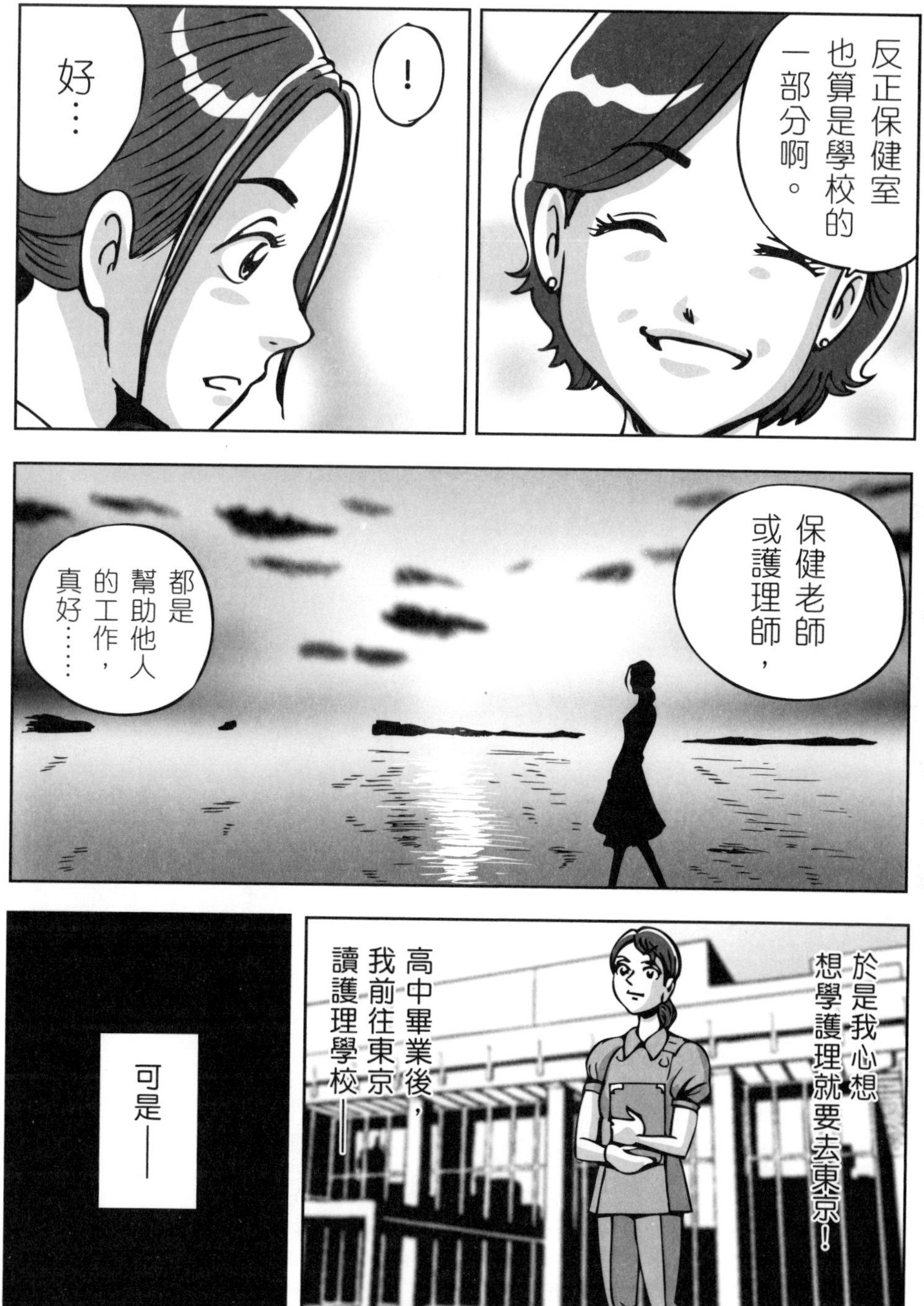

反正保健室也算是學校的一部分啊。
！
好⋯⋯
保健老師或護理師，
都是幫助他人的工作，真好⋯⋯
於是我心想想學護理就要去東京！
高中畢業後，我前往東京讀護理學校——
可是——

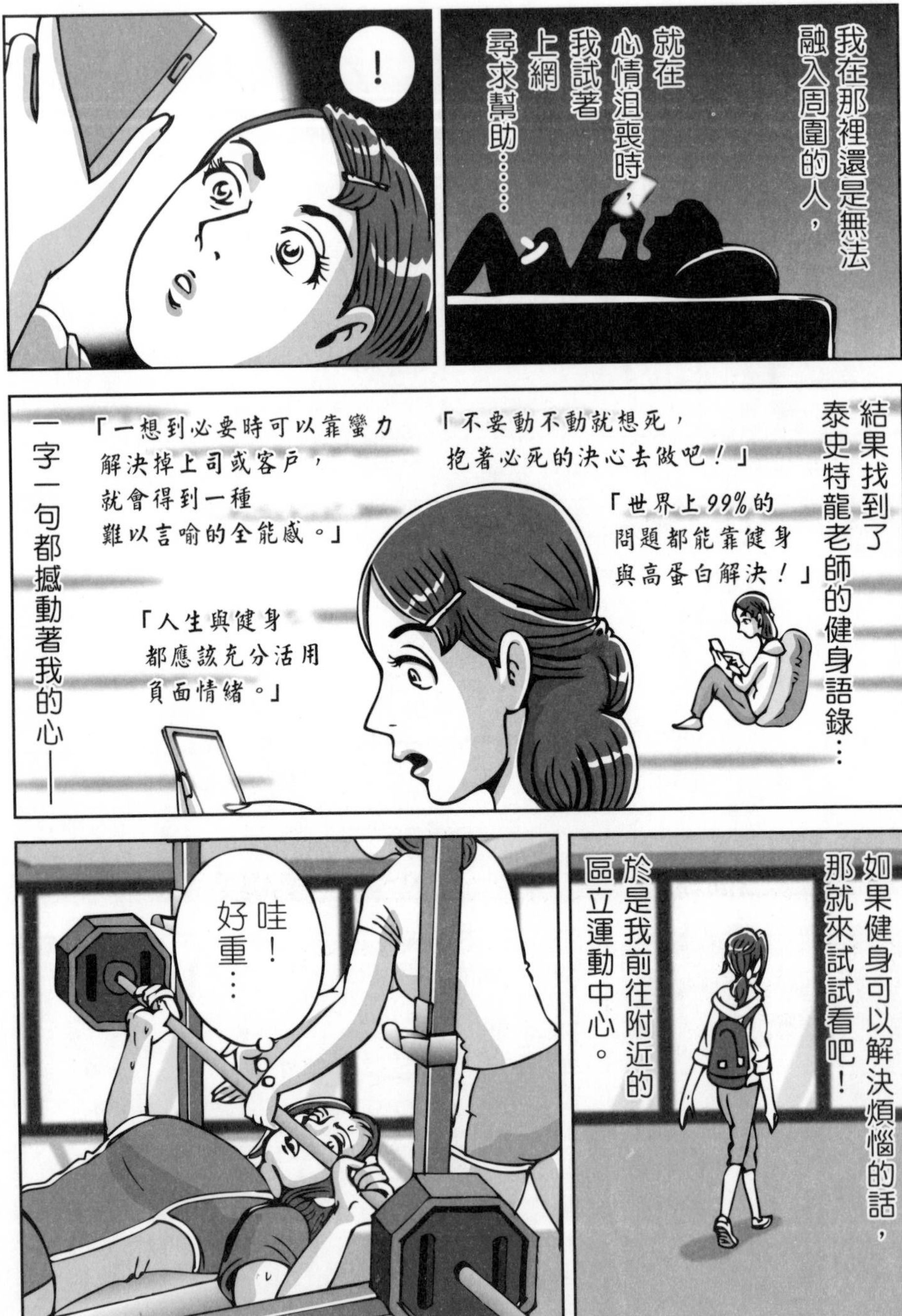
我在那裡還是無法融入周圍的人，
就在心情沮喪時，我試著上網尋求幫助……
！
結果找到了泰史特龍老師的健身語錄……
「不要動不動就想死，抱著必死的決心去做吧！」
「世界上99%的問題都能靠健身與高蛋白解決！」
「一想到必要時可以靠蠻力解決掉上司或客戶，就會得到一種難以言喻的全能感。」
「人生與健身都應該充分活用負面情緒。」
一字一句都撼動著我的心——
如果健身可以解決煩惱的話，那就來試試看吧！
於是我前往附近的區立運動中心。
哇！好重…

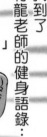

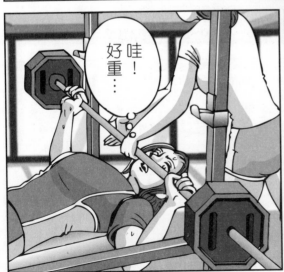

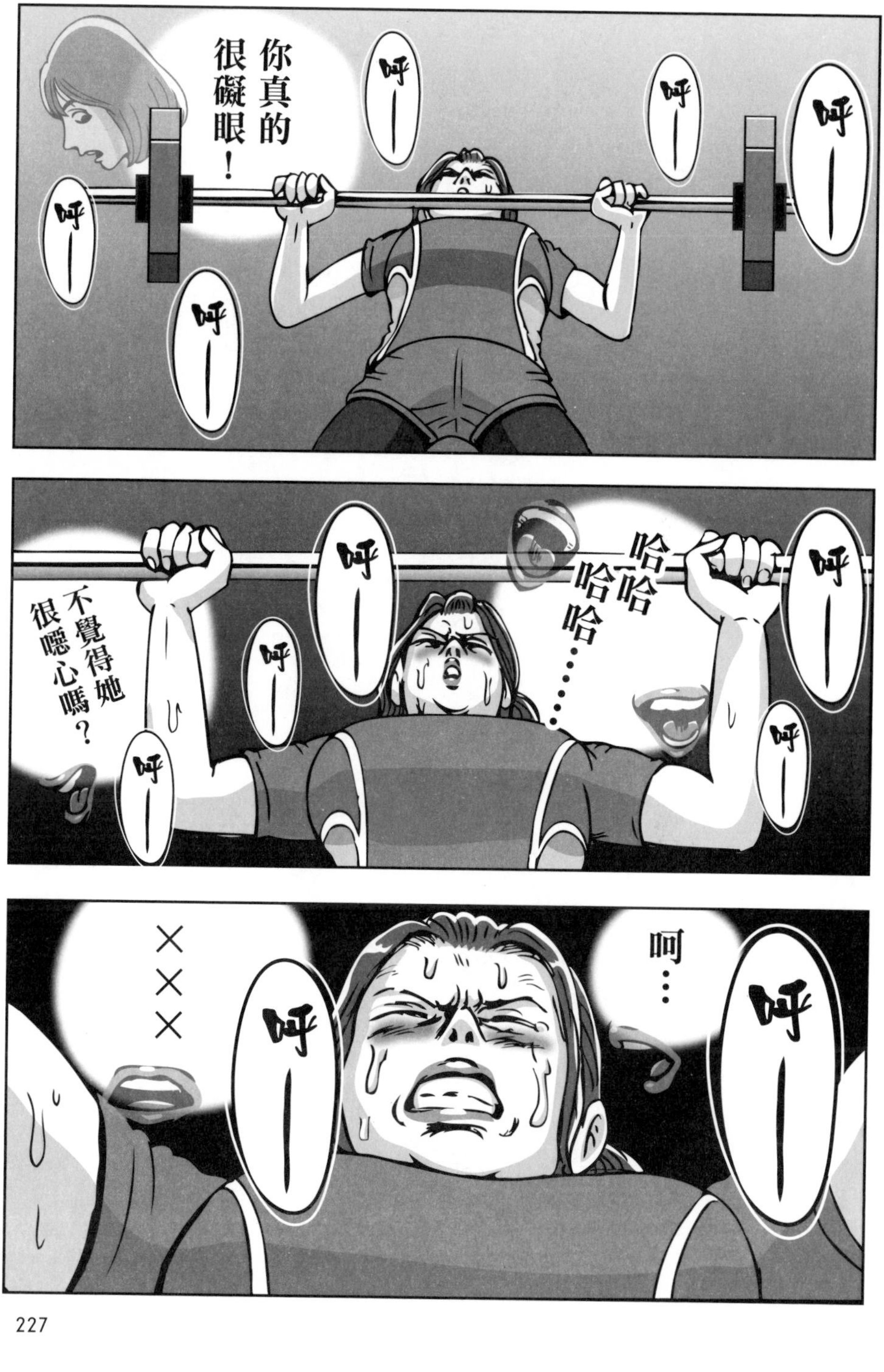
呼—
呼—
你真的很礙眼！
呼—
呼—
呼—
呼—
哈哈哈哈⋯⋯
呼—
呼—
不覺得她很噁心嗎？
呼—
呼—
呵⋯
呼—
×××
呼—

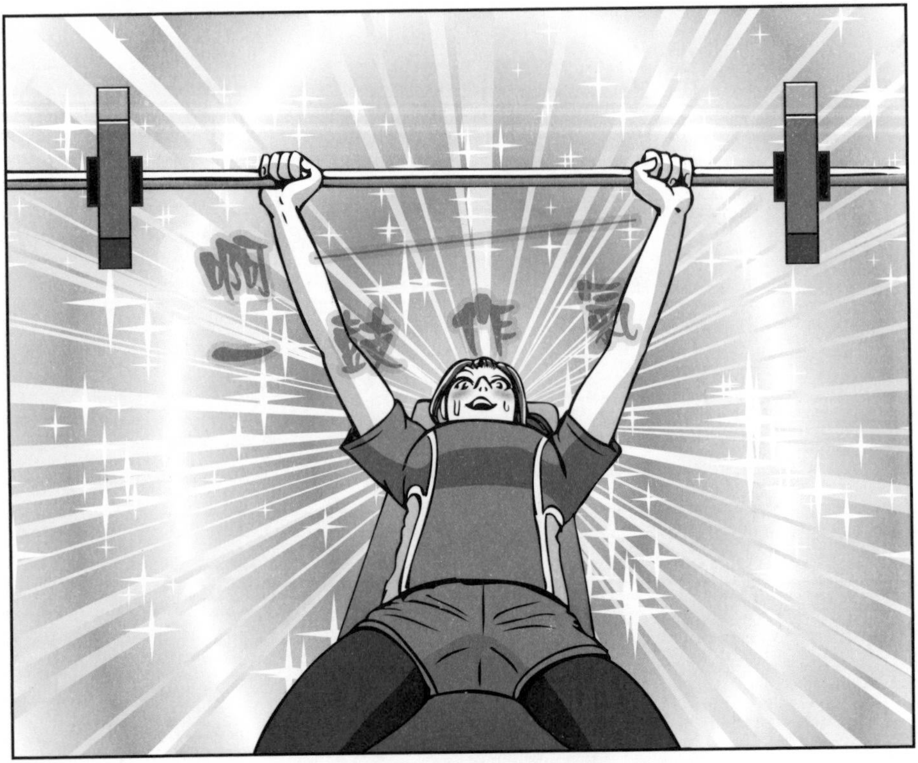
啊
一鼓作氣

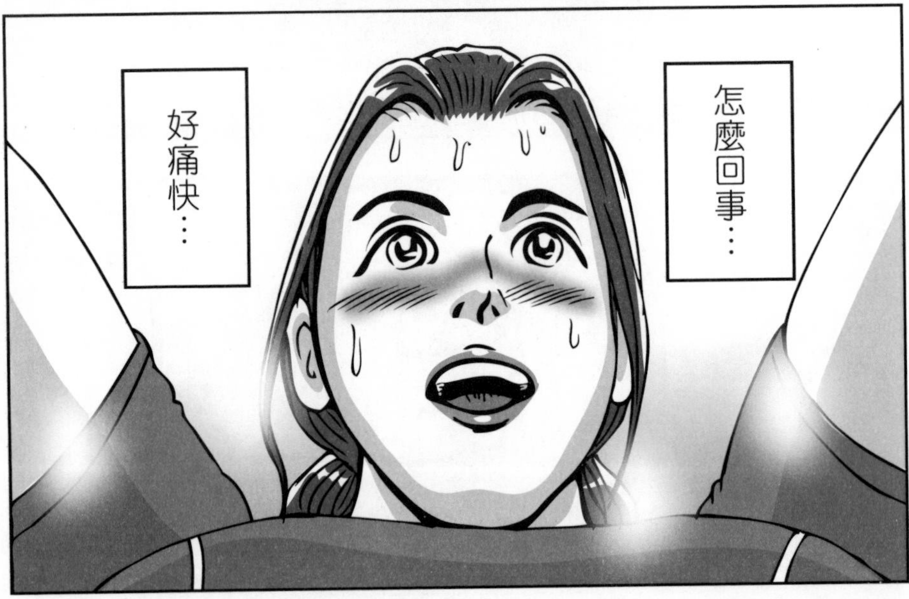
怎麼回事…
好痛快…

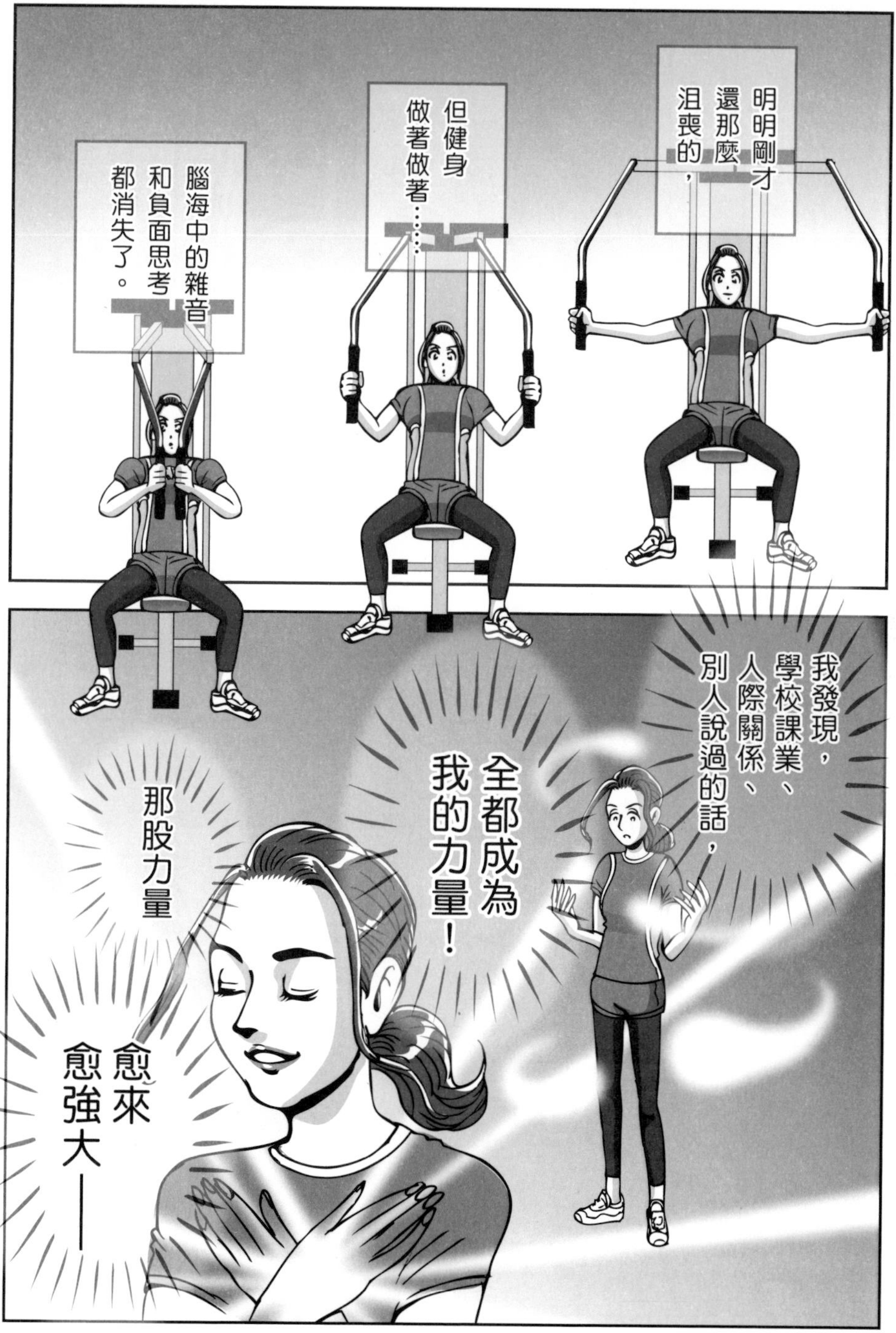
明明剛才還那麼沮喪的，
但健身做著做著……
腦海中的雜音和負面思考都消失了。
我發現，學校課業、人際關係、別人說過的話，
全都成為我的力量！
那股力量
愈來愈強大——

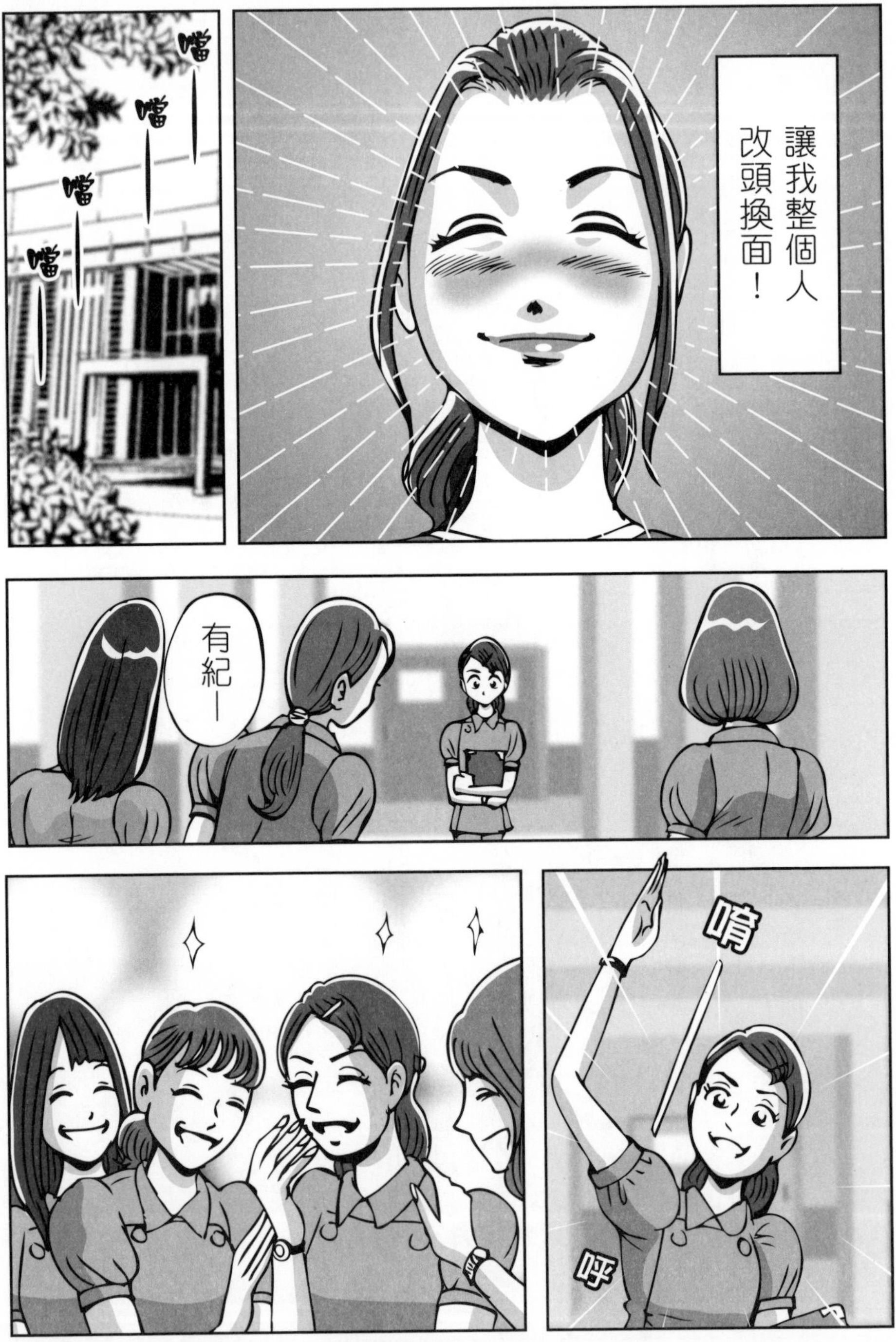
讓我整個人改頭換面！
噹ー
噹ー
噹ー
噹ー
有紀ー
唷
呼

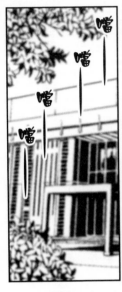

# 結語 健身的好處，不開始就無法體會

雖然我一直說健身可以解決任何問題，但我也有心情沮喪或提不起勁的時候。這種時候賦予我力量的，就是大家透過推特等管道，對我說：「健身真的是最強的解決方案！謝謝你泰史特龍！」有人因為聽我的話開始健身，人生從此好轉，我自己當然沒有垂頭喪氣的理由。肌力訓練的價值無法一書道盡，但其中說是最大財產也不為過的，應該就屬透過健身結識的那群無比正面的夥伴了。開始健身的人、聊健身的人，每一個表情都很開朗。彷彿受到那些正面的氣場吸引，我也逐漸恢復元氣。健身會喚來正面的人，正面的人會喚來更多正面的人。我始終受到這些夥伴的幫助。我想藉此機會向他們道謝。謝謝你們。

我的人生因為健身而改變。真正如此確信，是在開始健身五、六年之後。每天用盡全力生活的我，一回首才發現，原來健身就是一切的開端。但其實我並沒有花太多時間，就感受到健身的好處了。如果連健身改變人生的機制都能夠理解的話，就有可能在短期間內改變人生。證據就是傳訊息給我的人都說，他們的人生在數個月到半年之內出現巨大的轉變。而這本書就是在提供科學證據，徹底解說其中的原理。好了，現在輪到你改變人生了。

或許有很多人會認為我的言論太誇張，但我最近甚至開始覺得自己是不是說得太保守了，畢竟就是有這麼多的人透過推特傳訊息給我。像是有人說：「我交到女朋友，也找到新工作了，而且職位跟薪水都更高了！全都要感謝健身！」這種訊息多到不禁讓我心想，喂喂喂，太順利了吧，根本就比我還順利嘛（笑）。

健身一定會讓人生好轉，而本書就是在用理論說明為什麼會這樣。借助認真投入肌力訓練研究的久保先生之力，我想本書確實得到了有科學證據佐證的精彩內容。但如果要我說真心話，健身的魅力是無法用理論說明的。我如此不厭其煩強調的內容，只要你到健身房持續訓練幾個月，親自感受肌肉的成長，自然就會明白了。或者該說，不開始健身就絕對不會明白。所以呢，我希望你別再多說什麼了，直接去健身就對了。就算擁有世界最尖端的知識，只要不去使用，那就連一塊錢的價值也沒有。就算知道健身有多好，沒有實際去做就毫無意義。我沒有在唬弄你，現在有沒有立刻開始行動，將會決定你的人生是否會有所改變。放下書本吧，你已經讀得夠多了，現在該來活動身體啦。就是健身！該去健身囉！

泰史特龍

[第1章]

O'Connor, P.J., Herring, M.P. and Carvalho, A. Mental health benefits of strength training in adults. Am J Lifestyle Med. 2010; 4(5), 377-396.

Tsutsumi T, Don BM, Zaichkowsky LD, Takenaka K, Oka K, Ohno T. Comparison of high and moderate intensity of strength training on mood and anxiety in older adults. Percept Mot Skills. 1998;87(3 Pt 1):1003-11.

Singh NA, Stavrinos TM, Scarbek Y, Galambos G, Liber C, Fiatarone singh MA. A randomized controlled trial of high versus low intensity weight training versus general practitioner care for clinical depression in older adults. J Gerontol A Biol Sci Med Sci. 2005;60(6):768-76.

Broocks A, Bandelow B, Pekrun G, et al. Comparison of aerobic exercise, clomipramine, and placebo in the treatment of panic disorder. Am J Psychiatry. 1998;155(5):603-9.

Ohira T, Schmitz KH, Ahmed RL, Yee D. Effects of weight training on quality of life in recent breast cancer survivors: the Weight Training for Breast Cancer Survivors (WTBS) study. Cancer. 2006;106(9):2076-83.

Häkkinen A, Häkkinen K, Hannonen P, Alen M. Strength training induced adaptations in neuromuscular function of premenopausal women with fibromyalgia: comparison with healthy women. Ann Rheum Dis. 2001;60(1):21-6.

Hayden JA, Van tulder MW, Tomlinson G. Systematic review: strategies for using exercise therapy to improve outcomes in chronic low back pain. Ann Intern Med. 2005;142(9):776-85.

Hayden JA, Van tulder MW, Malmivaara AV, Koes BW. Meta-analysis: exercise therapy for nonspecific low back pain. Ann Intern Med. 2005;142(9):765-75.

Hayden JA, Van tulder MW, Malmivaara A, Koes BW. Exercise therapy for treatment of non-specific low back pain. Cochrane Database Syst Rev. 2005;(3):CD000335.

[第2章]

日本抗老化醫學會 URL：http://www.anti-aging.gr.jp

Sayer AA, Syddall H, Martin H, Patel H, Baylis D, Cooper C. The developmental origins of sarcopenia. J Nutr Health Aging. 2008;12(7):427-32.

Lixandrão ME, Damas F, Chacon-mikahil MP, et al. Time Course of Resistance Training-Induced Muscle Hypertrophy in the Elderly. J Strength Cond Res. 2016;30(1):159-63.

Hinton PS, Nigh P, Thyfault J. Effectiveness of resistance training or jumping-exercise to increase bone mineral density in men with low bone mass: A 12-month randomized, clinical trial. Bone. 2015;79:203-12.

Colcombe S, Kramer AF. Fitness effects on the cognitive function of older adults: a meta-analytic study. Psychol Sci. 2003;14(2):125-30.

Busse AL, Gil G, Santarém JM, Jacob filho W. Physical activity and cognition in the elderly: A review. Dement Neuropsychol. 2009;3(3):204-208.

Langberg H, Rosendal L, Kjaer M. Training-induced changes in peritendinous type I collagen turnover determined by microdialysis in humans. J Physiol (Lond). 2001;534(Pt 1):297-302.

[第3章]

Crossley KL, Cornelissen PL, Tovée MJ. What is an attractive body? Using an interactive 3D program to create the ideal body for you and your partner. PLoS ONE. 2012;7(11):e50601.

Bloomquist K, Langberg H, Karlsen S, Madsgaard S, Boesen M, Raastad T. Effect of range of motion in heavy load squatting on muscle and tendon adaptations. Eur J Appl Physiol. 2013;113(8):2133-42.

Ciccolo JT, Santabarbara NJ, Dunsiger SI, Busch AM, Bartholomew JB. Muscular strength is associated with self-esteem in college men but not women. J Health Psychol. 2016;21(12):3072-3078.

http://www.businessinsider.com/exercise-routines-of-highly-successful-people-2016-4/#president-barack-obama-sweats-it-out-45-minutes-a-day-six-days-a-week-1

https://www.entrepreneur.com/article/276760

[第4章]

Facer-childs E, Brandstaetter R. The impact of circadian phenotype and time since awakening on diurnal performance in athletes. Curr Biol. 2015;25(4):518-22.

Lennemann LM, Sidrow KM, Johnson EM, Harrison CR, Vojta CN, Walker TB. The influence of agility training on physiological and cognitive performance. J Strength Cond Res. 2013;27(12):3300-9.

Mavros Y, Gates N, Wilson GC, et al. Mediation of Cognitive Function Improvements by Strength Gains After Resistance Training in Older Adults with Mild Cognitive Impairment: Outcomes of the Study of Mental and Resistance Training. J Am Geriatr Soc. 2017;65(3):550-559.

https://www.health.harvard.edu/press_releases/regular-exercise-releases-brain-chemicals-key-for-memory-concentration-and-mental-sharpness

http://www.afpbb.com/articles/-/2378515

[第5章]

Willis LH, Slentz CA, Bateman LA, et al. Effects of aerobic and/or resistance training on body mass and fat mass in overweight or obese adults. J Appl Physiol. 2012;113(12):1831-7.

Benito PJ, Alvarez-sánchez M, Díaz V, et al. Cardiovascular Fitness and Energy Expenditure Response during a Combined Aerobic and Circuit Weight Training Protocol. PLoS ONE. 2016;11(11):e0164349.

Donnelly JE, Blair SN, Jakicic JM, et al. American College of Sports Medicine Position Stand. Appropriate physical activity intervention strategies for weight loss and prevention of weight regain for adults. Med Sci Sports Exerc. 2009;41(2):459-71.

Vink RG, Roumans NJ, Arkenbosch LA, Mariman EC, Van baak MA. The effect of rate of weight loss on long-term weight regain in adults with overweight and obesity. Obesity (Silver Spring). 2016;24(2):321-7.

[第6章]

Stamatakis E, Lee IM, Bennie J, et al. Does strength promoting exercise confer unique health benefits? A pooled analysis of eleven population cohorts with all-cause, cancer, and cardiovascular mortality endpoints. Am J Epidemiol. 2017;

世界衛生組織 Global recommendations on physical activity for health : http://www.who.int/dietphysicalactivity/factsheet_recommendations/en/

Ruiz JR, Sui X, Lobelo F, et al. Association between muscular strength and mortality in men: prospective cohort study. BMJ. 2008;337:a439.

Global bmi mortality collaboration, Di angelantonio E, Bhupathiraju ShN, et al. Body-mass index and all-cause mortality: individual-participant-data meta-analysis of 239 prospective studies in four continents. Lancet. 2016;388(10046):776-86.

Strasser B, Pesta D. Resistance training for diabetes prevention and therapy: experimental findings and molecular mechanisms. Biomed Res Int. 2013;2013:805217.

Eves ND, Plotnikoff RC. Resistance training and type 2 diabetes: Considerations for implementation at the population level. Diabetes Care. 2006;29(8):1933-41.

[第7章]

Morton SK, Whitehead JR, Brinkert RH, Caine DJ. Resistance training vs. static stretching: effects on flexibility and strength. J Strength Cond Res. 2011;25(12):3391-8.

Hart L. Effect of stretching on sport injury risk: a review. Clin J Sport Med. 2005;15(2):113.

Thacker SB, Gilchrist J, Stroup DF, Kimsey CD. The impact of stretching on sports injury risk: a systematic review of the literature. Med Sci Sports Exerc. 2004;36(3):371-8.

Lee JWY, Mok KM, Chan HCK, Yung PSH, Chan KM. Eccentric hamstring strength deficit and poor hamstring-to-quadriceps ratio are risk factors for hamstring strain injury in football: A prospective study of 146 professional players. J Sci Med Sport. 2017;

Hawley JA. Molecular responses to strength and endurance training: are they incompatible?. Appl Physiol Nutr Metab. 2009;34(3):355-61.

Meijer JP, Jaspers RT, Rittweger J, et al. Single muscle fibre contractile properties differ between body-builders, power athletes and control subjects. Exp Physiol. 2015;100(11):1331-41.

Pareja-blanco F, Rodríguez-rosell D, Sánchez-medina L, et al. Effects of velocity loss during resistance training on athletic performance, strength gains and muscle adaptations. Scand J Med Sci Sports. 2017;27(7):724-735.

Nieman DC, Pedersen BK. Exercise and immune function. Recent developments. Sports Med. 1999;27(2):73-80.

[第8章]

Velez A, Golem DL, Arent SM. The impact of a 12-week resistance training program on strength, body composition, and self-concept of Hispanic adolescents. J Strength Cond Res. 2010;24(4):1065-73.

Heiestad H, Rustaden AM, Bø K, Haakstad LA. Effect of Regular Resistance Training on Motivation, Self-Perceived Health, and Quality of Life in Previously Inactive Overweight Women: A Randomized, Controlled Trial. Biomed Res Int. 2016;2016:3815976.

Ericson H, Skoog T, Johansson M, Wåhlin-larsson B. Resistance training is linked to heightened positive motivational state and lower negative affect among healthy women aged 65-70. J Women Aging. 2017;:1-16.

Matthew Wagner, Ron E. McBride, Stephen F. Crouse. The Effects of Weight-Training Exercise on Aggression Variables in Adult Male Inmates. Prison J. 1999;

一起來　美 009

# 想死不如健身！改變一生的㊣超科學理由：

## 破除 99%肌力訓練迷思、疑慮的終極動力手冊

超　筋トレが最強のソリューションである 筋肉が人生を変える超·科学的な理由

作　　者　泰史特龍 Testosterone、久保孝史
漫　　畫　福島モンタ
譯　　者　劉格安
主　　編　林子揚

總 編 輯　陳旭華
電　　郵　steve@bookrep.com.tw
社　　長　郭重興
發行人兼
出版總監　曾大福
出版單位　一起來出版／遠足文化事業股份有限公司
發　　行　遠足文化事業股份有限公司 www.bookrep.com.tw
23141 新北市新店區民權路 108-2 號 9 樓
電話｜ 02-22181417　傳真｜ 02-86671851

封面設計　許紘維
排　　版　宸遠彩藝
印　　製　中原造像股份有限公司
法律顧問　華洋法律事務所　蘇文生律師
初版五刷　2022 年 11 月

定　　價　380 元



國家圖書館出版品預行編目 (CIP) 資料

想死不如健身！改變一生的超科學理由 / 泰史特龍 , 久保孝史著 ; 劉格安譯 . -- 初版 . -- 新北市 : 一起來出版 : 遠足文化發行 , 2020.10
面； 公分 . --( 一起來美 ; 9)
譯自 : 超筋トレが最強のソリューションである : 筋肉が人生を変える超・科学的な理由
ISBN 978-986-99115-3-5( 平裝 )

1. 健身運動　2. 運動訓練

411.711　　109013523